INSTRUCTIONS SOMMAIRES, THÉORIQUES ET PRATIQUES, SUR LES ACCOUCHEMENS, A L'USAGE DES ÉLÈVES DE Me COUTANCEAU.

INSTRUCTIONS,

THÉORIQUES

ET PRATIQUES,

A L'USAGE

DES ÉLÈVES DE Me COUTANCEAU,

Imprimées par ordre de l'Administration centrale du département de la Gironde, d'après l'autorisation du Ministre de l'Intérieur.

A BORDEAUX,

Chez ALEXIS LEVIEUX, Imprimeur, rue J'adore l'Égalité, ci-devant Monbazon, n°. 2.

AN VIII DE LA RÉPUBLIQUE.

AVERTISSEMENT.

L'OBSERVATION et l'expérience ont toujours dirigé les maîtres dans le mode d'instruction qu'ils ont adopté ; je les ai prises aussi pour guides, et ma méthode en est le résultat.

Chargée par le Gouvernement depuis 1781 (1), d'enseigner l'art des Accouchemens à des femmes de la campagne qui, pour la plupart, n'ont reçu aucune espèce d'instruction, j'ai eu le temps de me convaincre que mes leçons, dégagées de toute érudition et de tout systême, devoient être, pour ainsi dire, simples comme elles ; que le moyen de les leur faire retenir, étoit celui déjà employé pour leur apprendre les premiers principes de leur religion, et avec lequel elles étoient du moins familiarisées.

J'ai donc rédigé mon Instruction par demande et par réponse ; l'utilité qui en résulte pour mes élèves, la certitude de leurs progrès par cette méthode, m'ont fait braver la défaveur qui l'accompagne.

Par cette méthode et par les démonstrations sur les pièces anatomiques (2), j'accoutume l'esprit de mes élèves à une

---

(1) Madame *Ducoudray*, ma tante, brevetée par le Gouvernement, a professé l'art des Accouchemens avec le plus grand succès dans les principales villes de France.

Après trente années d'exercice, j'eus le brevet de survivance, et je vins, en 1782, à Bordeaux pour y commencer mes cours, que j'étendis ensuite dans toutes les grandes villes de la généralité de Guienne. L'Assemblée constituante décréta, en 1790, que je les continuerois, et que je jouirois du traitement qui m'avoit été accordé.

(2) Quelques-unes de ces pièces sont naturelles, les autres sont imitées. Plusieurs professeurs s'en sont toujours servis avec succès. Ces pièces figurées par la dame *Ducoudray*, sont entre les mains des démonstrateurs de presque toutes les provinces de France.

série d'idées, et je grave les principes dans la mémoire la plus ingrate; j'en retire encore cet avantage de pouvoir supprimer, pour quelques-unes, les questions qui ne sont pas d'une absolue nécessité (ayant eu soin de les rendre indépendantes), et de me conformer ainsi à la foiblesse de leur intelligence.

Sans doute je regrette de ne pouvoir mettre entre les mains de mes élèves les excellens ouvrages de nos auteurs modernes (1); mais le défaut d'instructions préliminaires ne me permet pas de leur découvrir ces sources où j'ai puisé moi-même : cependant celles qui savent lire et qui ont quelque sagacité, sortent de mon cours assez instruites pour entendre ces savans auteurs et se fortifier par la lecture de leurs écrits (2).

Enfin, pour justifier de l'utilité de la méthode dont je fais usage, je peux faire valoir les succès de mes élèves dans les examens publics qu'elles ont subi à la fin de mes cours, en présence des autorités et des hommes de l'art (3); j'ai obtenu constamment les suffrages de l'assemblée; cette preuve, pour être satisfaisante, ne perd cependant rien de sa force contre la critique.

J'avoue que l'extrême patience et la douceur que j'emploie, concourent à me faire atteindre le but que je me propose,

(1) Je présente dans cet ouvrage les préceptes épars dans Puzos, Smellie, Baudeloque, Leroux et autres.

(2) Je fis imprimer, en 1784, un ouvrage qui avoit pour titre : *Élémens de l'art d'accoucher*, dont l'édition a été épuisée; mais il n'offre pas à mes élèves les mêmes facilités que celui-ci.

(3) On en trouvera les preuves dans les archives de l'Administration centrale de la Gironde, des Communes de Bayonne, Dax, Nérac, Sarlat, Castillonnés, Libourne, Paulliac et Lesparre.

de donner à la société des sages-femmes habiles, et l'on présume assez que ces vertus sont d'une pratique journalière pendant les trois mois d'instruction; mais un enfant échappé à la mort, une jeune femme préservée d'infirmités souvent plus cruelles, sont une assez belle récompense.

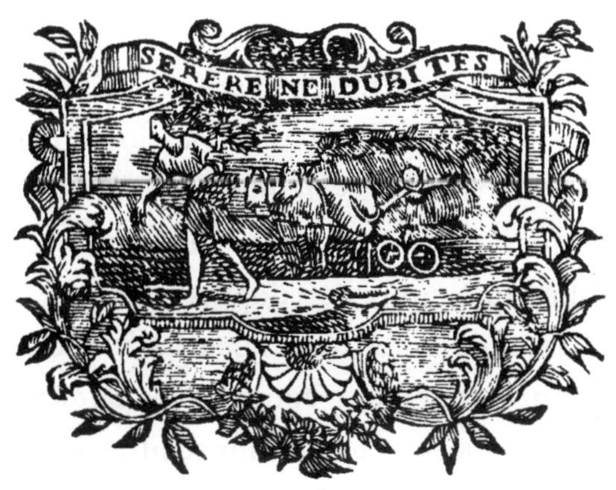

APPROBATION

Des citoyens LAMOTHE *et* LAPEYRE, *Officiers de santé, nommés par l'Administration centrale pour l'examen de cet Ouvrage.*

Nous soussignés, Officiers de santé, Médecin et Chirurgien-Accoucheur, nommés par le Département pour faire l'examen d'un ouvrage portant pour titre : *Instructions sommaires, théoriques et pratiques sur les Accouchemens, à l'usage des Élèves de la citoyenne Coutanceau*, certifions que nous avons trouvé cet Ouvrage écrit avec la méthode, la clarté et la simplicité les plus convenables aux femmes et à celles même qui seroient dépourvues de toute instruction ; que les examens publics que subissent depuis quatorze à quinze ans les Élèves de la citoyenne Coutanceau à la fin de chacun de ses cours, ayant amplement constaté ses talens pour former des Élèves en leur faisant bien comprendre ses principes, il nous paroît très-utile de rendre publiques ces *Instructions*, qui ne concourront pas moins au bien de la République qu'à la gloire de leur auteur. Bordeaux, le 10 Floréal, an 6e. républicain.

LAMOTHE, M. D.

LAPEYRE.

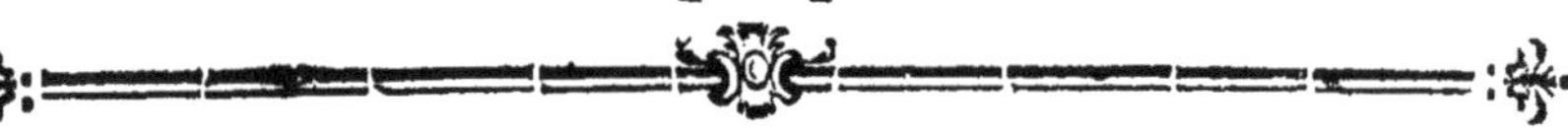

TABLE DES INSTRUCTIONS.

PREMIÈRE INSTRUCTION.

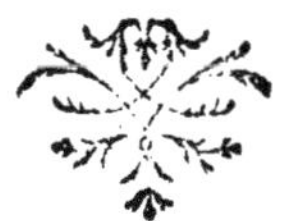

INSTRUCTIONS,

INSTRUCTIONS, THÉORIQUES ET PRATIQUES, A L'USAGE DES ÉLÈVES DE Me. COUTANCEAU.

PREMIÈRE INSTRUCTION.

Des parties qui servent à l'Accouchement, du bassin, les os qui le composent, leurs figures, par quels moyens ils sont réunis, la division du bassin et ses diamètres.

1re. Demande. COMMENT *divise-t-on les parties qui servent à l'Accouchement ?*

Réponse. En actives et en passives; les actives servent à expulser le fœtus, et les passives forment le canal destiné à son passage.

2e. D. *Comment divise-t-on les parties passives ?*

R. En parties dures et en parties molles ; les parties dures comprennent le bassin, et les parties molles le recouvrent tant extérieurement qu'intérieurement.

3e. D. *Qu'est-ce que le bassin ?*

R. Le bassin, dépouillé des parties molles qui l'environnent de toutes parts, est une sorte de cavité osseuse et irrégulière, situéo au-dessous de l'épine du dos dont elle est la base et le soutien, et soutenue elle-même par les os fémur.

4e. D. *La connoissance du bassin est-elle indispensable pour l'art des Accouchemens ?*

R. Oui, parce que c'est du rapport qu'il y a entre la grandeur du bassin et la grosseur de la tête de l'enfant que dépend la facilité de l'Accouchement.

5e. D. *De combien d'os le bassin est-il formé, et quels sont-ils ?*

R. Le bassin est formé de quatre os principaux, savoir :

Postérieurement l'os sacrum et le coccix, latéralement les os des hanches, ceux-ci peuvent se subdiviser en trois autres. Les os pubis antérieurement, inférieurement les os ischion et supérieurement les os des îles, ces trois derniers sont réunis dans l'adulte en un seul et même os.

6e. D. *Quelle est la figure de l'os sacrum ?*

R. Il représente une pyramide renversée, applatie et un peu courbée vers le dedans du bassin.

7e. D. *Qu'y a-t-il à observer à l'os sacrum ?*

R. Sa base par laquelle il s'unit avec la dernière vertèbre lombaire ; son sommet qui est joint au coccix ; ses faces dont l'antérieure est légèrement courbée et la postérieure convexe et irrégulière ; ses bords dont la partie supérieure se joint avec les os des îles.

8e. D. *Que remarque-t-on dans la courbure du sacrum ?*

R. Huit trous qui donnent passage aux nerfs et aux vaisseaux sacrés.

9e. D. *Quelle-est la longueur, la largeur et l'épaisseur de l'os sacrum ?*

R. Sa longueur est environ de quatre pouces et demi ; sa plus grande largeur de quatre pouces, et son épaisseur, qui ne varie presque jamais, de deux pouces et demi dans sa partie supérieure.

10e. D. *De combien de pièces le coccix est-il formé et quelle est sa figure ?*

R. Il est formé de trois pièces ; il ressemble comme l'os sacrum à une pyramide renversée. Il est long d'environ un pouce et joint par sa base au sommet du sacrum. Sa longueur et son épaisseur diminuent insensiblement jusqu'à son extrémité inférieure.

11e. D. *Quelle est la forme de l'os pubis ?*

R. Il est triangulaire dans son milieu, applati du côté de sa jonction avec son semblable et médiocrement épais vers l'extrémité qui correspond à la cavité cotyloïde dont il fait partie : il contribue aussi à former la marge du bassin.

12e. D. *Quelle est la direction de la branche du pubis ?*

R. Elle se porte en descendant vers le trou ovalaire, et cette inclinaison étant plus grande chez les femmes que chez les hommes, il en résulte que l'arcade est beaucoup plus large vers son sommet : cette disposition favorise l'Accouchement.

13e. D. *Quelle est la figure et la situation de l'os des îles ?*

R. Il a une forme à peu près triangulaire, et il est situé à la partie latérale et supérieure du bassin.

14e. D. *Que remarque-t-on à l'os des îles ?*

R. Deux faces, l'une interne et l'autre externe ; trois bords, un supérieur, un antérieur et un inférieur.

15e. D. *Comment divise-t-on la face interne de l'os des îles ?*

R. En deux parties dont l'une est supérieure et l'autre inférieure : la supérieure est la plus large, légèrement concave, et forme la fosse iliaque ; l'inférieure fait partie de la marge et de la cavité du petit bassin.

16e. D. *Quelle est la figure et la situation de l'os ischion ?*

R. Sa figure est très-irrégulière ; il est placé au-dessous de l'os des îles, et il fait partie de la cavité du bassin, du trou ovalaire, de la cavité cotyloïde et de l'arcade des os pubis.

17e. D. *Que peut-on remarquer à l'os ischion ?*

R. Une éminence arrondie qu'on appèle tubérosité ischiatique, une production assez aiguë d'un demi-pouce de longueur, nommée épine ischiatique, et une partie désignée sous le nom de branche ascendante, qui va joindre le pubis antérieurement et contribue à former l'arcade du pubis.

18e. D. *Quelle est la figure et l'étendue de l'arcade du pubis ?*

R. Cette arcade est arrondie dans sa partie supérieure,

où l'écartement de ses branches n'est que de quinze à vingt lignes; mais il augmente insensiblement en descendant, au point que dans la partie la plus inférieure il est de trois pouces et demi à quatre pouces.

19e. D. *Par quels moyens les os du bassin sont-ils unis ensemble ?*

R. Par des cartilages et des ligamens; leur réunion s'appèle symphise.

20e. D. *Combien y a-t-il de symphises au bassin ?*

R. Quatre principales ; la symphise sacro-vertébrale au moyen de laquelle l'os sacrum est uni à la dernière vertèbre lombaire ; les symphises sacro-iliaques qui joignent l'os sacrum avec les os des îles, et la symphise des pubis qui se trouve entre les deux os de ce nom.

21e. D. *Comment divise-t-on le bassin ?*

R. En grand et en petit.

22e. D. *Quelle est la figure et l'étendue du grand bassin ?*

R. Il est très-évasé sur les côtés et très-échancré en devant; on remarque en arrière la saillie des vertèbres et sur les côtés les fosses iliaques ; sa largeur est de huit à neuf pouces de la crête d'un os des îles à l'autre, et sa profondeur de trois à quatre.

23e. D. *Quelle figure a le petit bassin ?*

R. D'un canal dont l'entrée et la sortie sont plus étroites que le milieu, ce qui fait qu'on y distingue deux détroits, l'un supérieur qui constitue l'entrée, l'autre inférieur qui en fait la sortie ; entre ces deux détroits se trouve une excavation.

24e. D. *Combien distingue-t-on de diamètres au détroit supérieur du petit bassin ?*

R. Quatre : le plus petit nommé diamètre antéro-postérieur est d'environ quatre pouces, et s'étend de la saillie de l'os sacrum à la partie supérieure et postérieure de la symphise du pubis ; le plus grand nommé diamètre latéral, a environ cinq pouces et s'étend d'un os des îles à l'autre ; les deux autres ont environ quatre pouces et demi, ils vont d'une cavité cotyloïde à la symphise sacro-iliaque du côté opposé : on les nomme diamètres obliques.

25e. D. *Combien observe-t-on de diamètres au détroit inférieur du petit bassin ?*

R. Quatre : celui d'avant en arrière, le transversal et les deux diagonaux.

26e. D. *Quelle est la longueur des diamètres du détroit inférieur du petit bassin ?*

R. Elle est d'environ quatre pouces : le transversal, qui va de la tubérosité d'un os ischion à celle du côté opposé, est quelquefois plus étendu que celui de devant en arrière; mais relativement à l'Accouchement, celui-ci est toujours le plus grand, parce qu'il augmente pendant le travail en proportion que la pointe du coccix s'éloigne du pubis.

27e. D. *Quelle différence y a-t-il entre le détroit supérieur et le détroit inférieur du petit bassin ?*

R. Le détroit inférieur est en général plus petit que le supérieur et n'est pas entièrement formé comme celui-ci de parties osseuses ; on trouve en arrière et sur les côtés les ligamens sacro-ischiatiques; trois échancrures larges et profondes rendent son bord inégal ; les deux ischiatiques sur les côtés et l'arcade du pubis en devant.

28e. D. *Qu'observe-t-on dans l'excavation du petit bassin?*

R. La partie moyenne du petit bassin ou son excavation est un peu plus large de devant en arrière que ne le sont ses détroits.

29e. D. *D'où vient que la partie moyenne du petit bassin est plus large de devant en arrière que ses détroits dans la même direction ?*

R. Cela dépend de la courbure du sacrum.

30e. D. *Quels avantages produit la courbure du sacrum dans l'Accouchement ?*

R. Dans un dégré modéré elle favorise l'Accouchement ; mais son excès ou son défaut peuvent lui être nuisibles : elle diminue les frottemens multipliés et long-temps continués; que la tête de l'enfant éprouveroit si le bassin avoit par tout la même largeur ; d'un autre côté elle prévient les effets de la forte pression des nerfs sacrés, que la forme applatie du sacrum auroit rendus inévitable pendant tout le trajet de la tête.

31e. D. *Quelle est la profondeur de la cavité du petit bassin?*

R. De quatre à cinq pouces en arrière ; de trois pouces et demi ou environ sur les côtés ; et seulement d'un pouce et demi en avant.

32e. D. *Quelle est l'axe du bassin ?*

R. L'axe du bassin n'est pas facile à déterminer, parce qu'une même ligne verticale ne pourroit passer à la fois par le centre des deux détroits ; et que d'ailleurs celle qu'on assigneroit ne pourroit être la même, ni dans tous les sujets ni dans toutes les attitudes du corps : on y supplée en supposant un axe particulier pour chacun des détroits du bassin ; celui du détroit supérieur part de l'ombilic et se rend à la partie moyenne de la courbure du sacrum ; celui du détroit inférieur commence où finit l'autre et va se terminer au centre de l'orifice du vagin, dilaté par la tête de l'enfant.

33e. D. *Les os du bassin ne se séparent-ils pas dans quelque occasion ?*

R. Quelle que soit la solidité de la réunion des os du bassin, il arrive quelquefois, mais très-rarement, que pendant l'Accouchement les symphises sacro-iliaques et celle du pubis s'écartent, mais principalement cette dernière.

34e. D. *Dans les cas où la symphise du pubis se sépare pendant l'Accouchement, quelle étendue en obtient le petit bassin et que peut-il en résulter ?*

R. Le plus grand avantage que l'on puisse en espérer, n'est qu'un écartement d'environ deux lignes, ressource sur laquelle on ne doit jamais compter, tant pour rémédier aux vices de conformation que pour agrandir un bassin trop petit : il en résulte toujours pour la femme des inconvéniens plus ou moins considérables.

DEUXIÈME INSTRUCTION.

Des vices de conformation du bassin et des moyens de les reconnoître, ou de s'assurer qu'il n'en existe pas.

1re. Demande. *Quels sont les vices de conformation du bassin, considérés relativement à l'Accouchement?*

Réponse. Ce sont principalement ceux qui attaquent le petit bassin. Ils viennent tous de ce qu'il est trop large ou trop étroit; lorsqu'il est trop large, il peut en résulter plusieurs inconvéniens et même des accidens dans le temps de la grossesse et celui de l'Accouchement. S'il est trop étroit il retarde, plus ou moins, la sortie de l'enfant, et la rend quelquefois impossible par les voies ordinaires.

2e. D. *Quels sont les vices de conformation du petit bassin qui peuvent retarder l'Accouchement ou le rendre impossible par les voies ordinaires.*

R. L'étroitesse du bassin dans tous ses diamètres; l'inégalité de grandeur des deux côtés du petit bassin; les os pubis trop rapprochés de l'os sacrum; l'os sacrum trop ou pas assez convexe; des exostoses formées dans la cavité du bassin; la partie inférieure de l'os sacrum trop portée vers le pubis; les pièces du coccix soudées entr'elles, ou la courbure de cet os trop grande; les tubérosités ischiatiques trop rapprochées; les épines ischiatiques trop longues, ou dans une mauvaise direction; l'arcade du pubis trop rétrécie.

3e. D. *Lorsque le petit bassin est trop grand, quels sont les accidens qui peuvent survenir pendant la grossesse et l'Accouchement?*

R. Cette disposition occasionne quelquefois une descente de matrice dans le temps de la grossesse, jusqu'au quatrième ou cinquième mois. Il peut en résulter un grand nombre d'incommodités relatives au poids de la matrice sur les parties molles contenues dans le bassin, et dans le travail de l'Accouchement, une descente de matrice, la sortie trop prompte de l'enfant et tous les accidens qui en sont les suites.

4e. D. *Quels sont les cas où l'enfant ne peut s'engager dans le petit bassin ?*

R. Lorsque le détroit supérieur n'a au plus que deux pouces et demi dans son diamètre antéro-postérieur, et que la tête du fœtus à terme est d'une grosseur et d'une solidité ordinaire.

5e. D. *Que doit faire une sage-femme lorsque le diamètre antérieur de l'entrée du petit bassin n'a au plus que deux pouces et demi ?*

R. Comme l'opération césarienne devient indispensable en pareil cas, elle appèlera promptement un chirurgien.

6e. D. *L'opération césarienne est-elle toujours nécessaire, lorsque le petit bassin est mal conformé ?*

R. Il arrive souvent que les instrumens tels que les forceps et le levier, suffisent pour terminer l'accouchement, ce qui rend très-rare la nécessité de pratiquer l'opération césarienne. La section de la symphise du pubis est aussi un des moyens connus pour remédier à l'étroitesse du détroit supérieur du petit bassin ; mais les Accoucheurs doivent seuls faire ces opérations.

7e. D. *Comment peut-on connoître qu'il existe des vices de conformation au bassin ?*

R. En passant extérieurement la main sur les os des iles, pour juger s'ils sont trop écartés ou trop rapprochés ; sur les os pubis, pour savoir s'ils sont applatis ; sur l'os sacrum, afin de connoître s'il est trop ou trop peu convexe. Ces différens examens réussissent mieux chez les femmes maigres. On peut juger de l'étendue des diamètres du détroit inférieur en portant intérieurement le doigt indicateur d'une tubérosité de l'os ischion à l'autre, et de la partie inférieure du sacrum à l'arcade du pubis. Pour connoître celle du diamètre

antéro-

antéro-postérieur du détroit supérieur, il faut porter le doigt jusqu'à la saillie du sacrum, et relever le poignet pour appuyer le bord antérieur de ce doigt contre le bord inférieur de la symphise des pubis ; on s'assure ainsi, à peu de chose près, de la distance qui sépare le sacrum du pubis.

8e. D. *Dans quel cas peut-on assurer qu'il n'y a pas de vices de conformation au petit bassin ?*

R. Toutes les fois qu'une femme a été accouchée d'un enfant à terme et d'une grosseur ordinaire, sans le secours d'aucun instrument.

TROISIÈME INSTRUCTION.

Des parties molles qui servent à la génération, à la grossesse et à l'Accouchement.

1re. Demande. COMMENT *divise-t-on les parties molles qui servent à la génération, à la grossesse et à l'Accouchement ?*

R. En externes et internes.

2e. D. *Quelles sont les parties molles externes ?*

R. Le mont de Vénus, les grandes et les petites lèvres, la vulve, le méat urinaire, l'hymen chez les vierges, les caroncules myrtiformes chez les femmes, la fourchette, le périnée et la fosse naviculaire.

3e. D. *Quel est l'usage des parties molles externes dans le moment de l'Accouchement ?*

R. Elles servent à la dilatation de la vulve vers la fin du travail.

4e. D. *Quelles sont les parties molles internes de la génération ?*

R. Le vagin et son orifice, la matrice, ses ligamens, les trompes et les ovaires.

5e. D. *Qu'est-ce que la matrice et où est-elle située ?*

R. La matrice est l'organe dans lequel s'accomplit presque toujours la génération ; ce viscère charnu, membraneux et vasculeux, est situé dans le bassin entre l'intestin rectum et la vessie, avec lesquels il a des connexions.

6e. D. *Quelle est la figure de la matrice et son étendue ?*

R. Elle ressemble à une petite calebasse applatie ; sa longueur est d'environ deux pouces et demi, sa largeur est d'un pouce et demi ou deux pouces, et son épaisseur à peu près d'un pouce.

7e. D. *Comment divise-t-on la matrice ?*

R. En fond, en corps et en col ; le fond est la partie la plus élevée ; le col est la partie la plus basse et se termine dans le vagin en forme de museau de tanche ; le corps est entre le fond et le col.

8e. D. *Combien la matrice a-t-elle de faces, de bords et d'angles ?*

R. La matrice considérée extérieurement, a deux faces légèrement arrondies, l'une est antérieure et l'autre postérieure ; elle a trois bords dont l'un forme le fond et les deux autres les côtés ; et trois angles, deux supérieurs et latéraux et un inférieur qui fait saillie dans le vagin, et qu'on appèle le museau de tanche.

9e. D. *La matrice est-elle enveloppée dans quelques membranes ?*

R. Ce viscère est recouvert par le péritoine dans toute son étendue, si l'on en excepte le museau de tanche.

10e. D. *Qu'apperçoit-on en ouvrant la matrice ?*

R. La cavité de ce viscère dont le fond et le corps sont d'un tissu spongieux, qui devient plus serré dans le col, proprement dit.

11e. D. *Quelle-est l'épaisseur ordinaire des parois de la matrice ?*

R. Elle est de trois à quatre lignes.

12e. D. *La cavité du corps et celle du col de la matrice forment-elles deux cavités différentes ?*

R. Quoique la cavité du corps et celle du col de la matrice n'en forment à proprement parler qu'une, on les distingue cependant l'une de l'autre.

13e. D. *Qu'observe-t-on à la cavité du corps de la matrice?*

R. Sa figure triangulaire et son étendue qui est telle que, chez les filles, elle ne contiendroit guère qu'une grosse féve de marais; cette cavité se termine en haut et sur les côtés par deux orifices très-petits, qui sont l'entrée des trompes, et en bas par une autre ouverture plus longue, nommée l'orifice interne de la matrice.

14e. D. *La cavité du corps de la matrice est-elle recouverte de quelques membranes comme l'extérieur de ce viscère?*

R. Elle est tapissée d'une membrane très-mince, aussi adhérente au tissu de la matrice que le péritoine qui la recouvre extérieurement.

15e. D. *A quoi ressemble la cavité du col de la matrice?*

R. C'est une espèce de canal long d'environ un pouce, et un peu plus large dans son milieu que vers ses extrémités. La même membrane tapisse cette cavité et celle du corps de la matrice.

16e. D. *Où s'ouvre le col de la matrice?*

R. Dans le vagin par une fente transversale, dite orifice externe de la matrice.

17e. D. *Quelle est la figure et l'étendue de l'orifice externe de la matrice?*

R. Il ressemble au museau d'une tanche; la longueur de sa paroi antérieure est de quatre à cinq lignes; celle de sa paroi postérieure est un peu plus considérable; la fente transversale qui le constitue, longue de plusieurs lignes, est portée un peu en arrière, de sorte que la lèvre antérieure paroît plus épaisse que la postérieure.

18e. D. *La grossesse et l'Accouchement apportent-ils quelques changemens à l'orifice de la matrice ou museau de tanche?*

R. Il est en général plus gros et plus rond chez les femmes qui ont eu des enfans, et ses bords alors presque toujours béants, se trouvent plus ou moins inégaux; quelquefois on y remarque une seule échancrure, et d'autre fois il y en a plusieurs.

19e. D. *La matrice est-elle quelquefois double?*

R. La matrice s'est trouvée quelquefois double, et on a vu sa cavité partagée par une cloison longitudinale qui s'étendoit depuis le milieu de son fond jusqu'à l'entrée du museau de tanche, sans que l'extérieur offrît rien de remarquable; on pense qu'il ne peut y avoir de superfétation que dans ces sortes de cas.

20e. D. *Par quels moyens la matrice est-elle fixée dans le bassin?*

R. Par quatre ligamens principaux qui sont des replis du péritoine, deux larges et deux ronds. Les ligamens larges partent des côtés de la matrice et s'attachent vers les régions lombaires; les ligamens ronds, semblables à des cordons, descendent des angles supérieurs de la matrice, se recourbent ensuite vers les os pubis pour sortir par les anneaux des muscles obliques et aller se perdre dans les environs des aines, où ils se divisent en plusieurs branches et forment une espèce de patte d'oie.

21e. D. *Qu'est-ce que les trompes de fallope?*

R. Ce sont deux canaux longs de quatre à cinq travers de doigts, qui naissent des parties latérales et supérieures de la matrice; ils sont si étroits du côté de ce viscère, que leur orifice admet à peine un très-petit fil; ils se terminent par une ouverture assez large qu'on nomme pavillon de la trompe et dont le bord est découpé et comme frangé : ce bord, qui est flottant dans la cavité du bassin, a reçu le nom de morceau frangé ou morceau du diable.

22e. D. *Qu'est-ce que les ovaires?*

R. Des corps blanchâtres, d'apparence glanduleuse, du volume et de la figure d'une grosse féve de marais; ils sont placés de champ derrière et dans l'épaisseur des ligamens larges qui les unissent à la matrice et derrière l'origine des trompes : ces corps se desséchent et se flétrissent dans la vieillesse.

23e. D. *Qu'est-ce que le vagin et où est-il situé ?*

R. Le vagin est un canal membraneux situé dans la cavité du petit bassin entre l'intestin rectum et la vessie. Ce canal est un peu recourbé du côté des os pubis ; son extrémité postérieure embrasse le col de la matrice, environ un demi-pouce au-dessus de son orifice externe ; son extrémité inférieure forme l'entrée ou l'orifice du vagin.

24e. D. *Quelles sont les membranes du vagin ?*

R. Le vagin est formé de deux membranes, l'une interne et l'autre externe ; l'interne, plus étendue et d'un tissu plus serré, forme une infinité de replis qui diminuent beaucoup l'étendue de ce canal et qui facilitent sa dilatation.

QUATRIÈME INSTRUCTION.

Des vices et maladies des parties molles qui servent à la génération, à la grossesse et à l'Accouchement.

1re. Demande. *QUELLES sont les maladies principales qui peuvent attaquer les parties molles de la génération ?*

Réponse. Il peut se former dans le vagin des brides, des cicatrices, des tumeurs, des callosités, des polypes, une hernie de vessie : dans la matrice, des polypes, des engorgemens, un squirre total ou partiel ; des ulcères, etc.

2e. D. *Comment peut-on reconnoître par le toucher les vices des parties molles de la génération, et que doit faire une sage-femme lorsqu'il en existe ?*

R. Si en portant le doigt dans le vagin au moment de l'Accouchement, on se trouve arrêté dès l'entrée de ce canal, ou dans quelqu'autre de ses points, de manière à ne pouvoir pénétrer jusqu'au col de la matrice, dans ce cas on doit recourir à un Chirurgien.

3e. D. *Le secours d'un Chirurgien est-il toujours indispensable pour terminer l'Accouchement, lorsqu'il y a des vices dans les parties molles ?*

R. Il arrive souvent que la tête du fœtus franchit seule les obstacles que lui opposent les vices des parties molles ; ce qui les rend bien moins dangereux que les vices du bassin ; cependant il est toujours de la prudence d'avoir recours à un Accoucheur, toutes les fois que ces obstacles retardent l'Accouchement.

4e. D. *Qu'est-ce qu'un polype ?*

R. C'est un excroissance charnue, plus ou moins dure, dont le sommet est ordinairement plus volumineux que la base, et qui est susceptible d'un accroissement très-considérable, si l'on n'y remédie par les procédés que la chirurgie indique, et dont le principal est la ligature.

5e. D. *Lorsqu'une sage-femme est assurée de l'existence d'un polype, est-il toujours nécessaire qu'elle appèle un Chirurgien pour l'Accouchement ?*

R. Si c'est au moment de l'Accouchement qu'elle le reconnoît, il est le plus souvent inutile d'appeler du secours ; mais, hors le temps de la grossesse le polype pouvant, par son accroissement, donner lieu à des accidens considérables, il est indispensable de s'adresser aux hommes de l'art.

6e. D. *A quel signe reconnoît-on la hernie de la vessie ?*

R. Par une tumeur aqueuse, facile à reconnoître au toucher, qu'on observe entre le col de la matrice et les os pubis, et qui diminue beaucoup lorsque la femme vient d'uriner. Cette poche ne change point de figure dans le temps des douleurs de l'Accouchement.

7e. D. *Que doit faire une sage-femme dans le cas d'une hernie de vessie ?*

R. Faire garder le lit à la malade et avoir recours à un Accoucheur.

8e. D. *A quel signe reconnoîtra-t-on l'engorgement de la matrice ?*

R. Cette maladie se reconnoît par le toucher, tant extérieurement qu'intérieurement ; par le volume et le poids de la matrice : le traitement en doit être confié promptement à un Chirurgien.

9e. D. *Qu'est-ce que le squirre de la matrice ?*

R. Un engorgement de ce viscère qui a acquis le dernier degré d'endurcissement. Le squirre est insensible ; il peut être partiel ou affecter toutes les parties de la matrice, ce qui le rend alors d'un volume très-considérable. L'écoulement purulent, s'il en existe, annonce qu'il est compliqué de l'existence d'un ulcère qui est souvent cancereux, et son traitement ne regarde que les hommes de l'art.

10e. D. *Combien distingue-t-on d'espèces d'ulcères à la matrice ?*

R. Il en est quatre espèces, l'ulcère simple, l'ulcère fongueux ou lymphatique, le vénérien et le carcinomateux. (1)

11e. D. *Qu'est-ce que l'ulcère simple de la matrice ?*

R. C'est celui qui survient à la matrice sans que la femme éprouve aucun accident ; il suppure et se guérit spontanément ; cette suppuration se confond souvent avec ce qu'on nomme fleurs blanches.

12e. D. *Quelles sont les causes de l'ulcère simple de la matrice qui dépendent de l'Accouchement ?*

R. Les entamures faites à son col ou à quelqu'autre partie dans un Accouchement forcé ; ou bien les restes d'un placenta trop adhérent.

13e. D. *A quel signe distingue-t-on l'ulcère fongueux ?*

R. A des pertes de sang considérables qui reviennent de temps en temps, et sont accompagnées d'un écoulement presque continuel de lymphe blanche ou quelquefois sanguino-

---

(1) Il suffit qu'une sage-femme connoisse les signes caractéristiques de ces ulcères sans entrer dans leur première cause : on en parle ici seulement pour qu'elle ne commette point d'erreur.

lente ; en touchant le col de la matrice, on le trouve dur, inégal et beaucoup plus gros que dans l'état naturel.

Quelquefois aussi il n'est nullement affecté, mais simplement entre-ouvert pour donner passage à un morceau de chair fongueux dont les attaches sont au-dedans, tandis que l'extrêmité vient s'épanouir dans le vagin en forme de champignon. Ces sortes d'excroissances sont quelquefois d'une forme et d'un volume qui les ont fait prendre pour une mole ou pour une tête d'enfant.

14e. D. *Quels sont les symptômes de l'ulcère vénérien?*

R. Dans l'âge des jouissances de l'amour, cette maladie s'annonce presque tout-à-coup par un écoulement blanc, qui se fait par la matrice, et qui pourroit être pris pour des fleurs blanches, si l'on ne rencontroit dans les autres parties molles de la génération des chancres, des ulcères, des excroissances, etc. qui ne peuvent laisser aucun doute sur sa nature, les traitemens vénériens sont les seuls qui conviennent.

15e. D. *Quels sont les symptômes de l'ulcère carcinomateux ou cancer de la matrice ?*

R. Cet ulcère survient ordinairement à l'âge critique ; il s'annonce par des pertes de sang irrégulières, des douleurs cruelles et fréquentes, l'écoulement d'une sanie rougeâtre, corrosive et d'une odeur fétide ; l'ulcère carcinomateux occasionne des désordres étonnans dans la matrice, il en augmente sur-tout la sensibilité au point qu'on ne peut en approcher le doigt sans causer à la malade des douleurs inouies. Cette terrible maladie exige les soins réunis de la chirurgie et de la médecine, qui n'ont pu encore y appliquer qu'un traitement palliatif.

16e. D. *Quels sont les vices les plus ordinaires des parties molles de la génération?*

R. Une membrane peut fermer en partie l'orifice du vagin ou celui de la matrice, ou bien former une cloison trans-

versale

versale dans la partie moyenne du vagin ; ce canal peut encore s'ouvrir dans le rectum.

17e. D. *Comment peut-on reconnoître par le toucher, qu'il existe des cloisons membraneuses dans le vagin ou au col de la matrice ?*

R. En portant le doigt dans le vagin au moment de l'Accouchement, on se trouve arrêté à l'orifice du vagin ou dans quelqu'autre point de ce conduit, ou à l'orifice de la matrice ; dans ce cas-là on doit avoir recours à un Chirurgien.

CINQUIÈME INSTRUCTION.

Des parties molles ; des muscles ; de l'intestin rectum ; de la vessie ; des vaisseaux ; des nerfs qui ont rapport à l'Accouchement.

1re. Demande. S*UFFIT-IL de connoître le bassin du squelette pour la pratique des Accouchemens ?*

Réponse. Non ; il faut encore considérer le bassin dans ses rapports avec les parties molles qui l'environnent de toutes parts, car quelques-unes d'entr'elles changent beaucoup sa forme et ses dimentions.

2e. D. *Quels sont les muscles qui dans l'intérieur du bassin contribuent à diminuer ses dimentions ?*

R. C'est principalement l'iliaque et le psoas ; ces muscles rétrécissent le diamètre latéral. L'iliaque remplit toute la fosse du même nom ; il est composé de fibres rayonnées. Le psoas descend le long de la partie latérale des vertèbres lombaires vers le bord du détroit supérieur jusqu'au dessus de la cavité cotiloïde ; là il se réunit à l'iliaque, et ils vont ensemble s'attacher par un tendon très-fort à une éminence de l'os fémur, qu'on appèle le petit trochanter ; il y a encore d'autres muscles à l'intérieur du bassin, mais qui n'en diminuent la cavité que très-peu ou point du tout; tels sont en arrière les pyramidaux des cuisses, le quarré, etc.; en avant, les obturateurs internes et les releveurs de l'anus qui embrassent l'intestin rectum et la vessie vers son col.

3e. D. *Quels sont les muscles situés hors du bassin qui servent à l'Accouchement?*

R. Le diaphragme et les muscles du bas-ventre.

4e. D. *Qu'est-ce que le diaphragme?*

R. C'est un muscle en partie charnu et en partie tendineux, qui sépare, comme une cloison, la poitrine du bas-ventre. C'est le principal agent de la respiration : en se contractant, il s'abaisse vers l'abdomen, il comprime les viscères qui y sont contenus, et contribue ainsi à expulser le fœtus lors de l'Accouchement.

5e. D. *Combien y a-t-il de muscles au bas-ventre et quels sont-ils?*

R. On en compte dix, cinq de chaque côté; les obliques externes, les obliques internes, les transverses, les droits et les pyramidaux. On peut y joindre les quarrés ou triangulaires des lombes.

6e. D. *Quelles sont les attaches des muscles du bas-ventre?*

R. Les obliques et les transverses s'attachent aux vertèbres lombaires, aux dernières vraies côtes, à toutes les fausses, à la crête des os des îles; les muscles droits descendent de la partie antérieure et inférieure de la poitrine à la face antérieure du corps des os pubis; les deux tiers supérieurs de ces muscles sont logés dans une espèce de gaine aponévrotique, formés par les muscles obliques internes, qui se divise en deux lames. Le tiers inférieur est appliqué sur le péritoine et est couvert en partie extérieurement par les muscles pyramidaux, qui montent de l'angle des os pubis à la ligne blanche. Les triangulaires ou quarrés des lombes, s'étendent de la dernière fausse côte, et des apophyses transverses de la première vertèbre lombaire, à la partie postérieure de la crête des os de îles.

7e. D. *Qu'est-ce que la ligne blanche ?*

R. L'espace qui sépare les muscles droits ; elle représente une espèce de bande formée par la jonction des aponévroses des muscles obliques et transverses des deux côtés.

8e. D. *Que remarque-t-on en outre des muscles, sur les parties latérales et postérieures du détroit inférieur du petit bassin ?*

R. Le grand et le petit ligament sacro-ischiatique, qui servent à compléter le bord du détroit inférieur, et qui se rendent, l'un du sacrum à la tubérosité ischiatique, et l'autre du même os à l'épine ischiatique.

9e. D. *Qu'est-ce que le rectum, et quelle est sa situation ?*

R. Le rectum est le dernier des gros intestins ; il est placé devant le sacrum, sur le côté gauche de la saillie qu'il forme, et il tient à cet os par un tissu cellulaire très-lâche.

10e. D. *Quels mauvais effets peuvent produire les excrémens long-temps retenus et accumulés dans le rectum ?*

R. Le plus remarquable est de donner lieu à une obliquité de matrice.

11e. D. *Qu'est-ce que la vessie et quelle est sa situation ?*

R. La vessie est une poche membrano-musculeuse, qui sert à contenir l'urine qui y est apportée des reins par les uretères. Lorsqu'elle est dans son état de vacuité, elle est presque entièrement contenue dans le petit bassin ; mais lorsqu'elle se trouve pleine, son fonds fait saillie au-dessus du pubis : l'augmentation de volume de la matrice pendant la grossesse, contribue à la tenir dans un état habituel d'élévation.

12e. D. *Quels sont les gros vaisseaux du bassin ?*

R. Les iliaques, les hemorroïdaux et les sacrés.

13e. D. *Les vaisseaux du bassin n'éprouvent-ils pas quelque gêne pendant la grossesse ?*

R. La matrice chargée du poids du fœtus les comprime ; ce qui peut occasionner différentes incommodités.

14e. D. *Quels sont les nerfs qui peuvent éprouver quelques lésions remarquables pendant l'Accouchement ?*

R. Les extrêmités du grand nerf sympatique et les nerfs sacrés ; c'est à la compression qu'exerce la tête de l'enfant sur ces cordons nerveux, qu'on peut attribuer les crampes et les tremblemens convulsifs que les femmes éprouvent dans les cuisses et les jambes pendant le travail de l'Accouchement.

SIXIÈME INSTRUCTION.

Des règles; de la fécondité; de la stérilité ; des signes apparens du viol et de ceux qui font connoître l'Accouchement récent d'une femme.

1re. Demande. QU'EST-CE *que les règles ?*

R. Un écoulement de sang périodique qui se fait par le vagin, et auquel presque toutes les filles et femmes sont sujettes depuis l'âge de quatorze à quinze ans, jusqu'à celui de quarante-cinq à cinquante, lorsqu'elles ne sont ni enceintes, ni nourrices, ni malades.

2e. D. *D'où vient le sang des règles ?*

R. Il distile de la cavité de la matrice, de celle de son col, et peut-être aussi du vagin : on pense qu'il vient des sinus uterins.

3e. D. *La durée et l'époque des règles sont-elles les mêmes chez toutes les femmes ?*

R. Il en est qui sont réglées tous les vingt-cinq jours, d'autres tous les mois, d'autres encore plutôt ou plus tard, ou même point du tout. Le sang coule aussi avec plus ou moins d'abondance, suivant le tempérament des individus.

4e. D. *Qu'arrive-t-il lorsque les filles ou les femmes ne sont pas réglées ?*

R. Il survient presque toujours différentes incommodités ou maladies, à moins que l'évacuation des règles ne soit remplacée par un flux hémorrhoïdal, un saignement de nez, ou toute autre évacuation périodique.

5e. D. *Les femmes enceintes ne sont-elles pas réglées ?*

R. Elles le sont quelquefois pendant les premiers mois de la grossesse ; cette évacuation n'est pas dangereuse.

6e. D. *Les nourrices sont-elles réglées quelquefois, et quand elles le sont leur lait éprouve-t-il quelque changement ?*

R. Le plus souvent les nourrices ne sont point réglées ; si elles le deviennent, elles n'en sont pas moins bonnes nourrices, si le lait ne perd ni de sa quantité ni de sa qualité.

7e. D. *Qu'entend-on par fécondité ?*

R. L'aptitude qu'a la femme à concevoir ou à devenir mère. Les femmes ne jouissent ordinairement de cet avantage que lorsqu'elles sont bien réglées.

8e. D. *Une femme qui n'a jamais été réglée, ou qui ne l'est plus, peut-elle concevoir ?*

R. Il est arrivé quelquefois que de femmes qui n'avoient jamais été sensiblement réglées ont conçu, et on a également des exemples de femmes qui ont conçu après la cessation totale de leurs règles.

9e. D. *A quels signes peut-on reconnoître l'aptitude d'une femme à concevoir ?*

R. Avant une première grossesse, il n'y en a aucun de positif.

10e. D. *Qu'est-ce que la stérilité chez les femmes ?*

R. L'inaptitude à concevoir ou à devenir mère.

11e. D. *Quelles sont les causes auxquelles on peut attribuer la stérilité ?*

R. Quelques-unes sont apparentes, comme la mauvaise conformation des parties externes de la génération, et quelques maladies de la matrice ou de ses dépendances (1), d'autres sont internes et se dérobent à nos recherches ; mais

---

(1) On a déjà fait mention des vices et des maladies des parties molles de la génération.

quoiqu'une femme ait été stérile pendant long-temps, on ne peut jamais assurer qu'elle le sera toute sa vie; car il est des exemples de femmes qui sont devenues mères pour la première fois après vingt ans de mariage.

12e. D. *Quels sont les signes du viol?*

R. Le déchirement de l'hymen, le gonflement et l'inflammation des parties externes de la génération; des tâches de sang sur le linge. Mais malgré ces symptômes apparens, on ne peut distinguer si le viol a été effectivement commis, ou si quelque cause volontaire n'a pas produit cès effets.

13e. D. *A quels symptômes reconnoîtra-t-on qu'une femme est accouchée depuis peu?*

R. Il est très-difficile de s'en assurer; on peut le présumer au déchirement des parties externes de la génération, à la dilatation du vagin, à l'affaissement du col de la matrice et au volume de ce viscère. L'écoulement des lochies en seroit une preuve plus certaine; l'abord du lait dans les mamelles, en est aussi un symptôme, mais trop peu sûr pour pouvoir affirmer qu'il est la suite prochaine d'un Accouchement : il est aussi possible, qu'après huit à dix jours de couches, l'on puisse ne rencontrer aucun des indices dont nous venons de parler; mais un signe qui ne peut laisser aucun doute sur l'accouchement récent d'une femme, c'est, en faisant l'examen des parties de la génération, de rencontrer le cordon ombilical, et de trouver le placenta dans la matrice.

SEPTIÈME INSTRUCTION.

De la génération; de la conception; de la grossesse; de ses divisions; de ses époques; et de ses signes.

1re. Demande. QU'EST-CE *que la génération?*

R. C'est l'acte par lequel un homme et une femme produisent leur semblable.

2e. D. *Comment se fait la génération?*

R. On a imaginé beaucoup de systèmes sur cette question importante, mais aucun n'est appuyé de preuves incontestables.

3e. D. *Quel est le système sur la génération qui paroît le plus probable?*

R. Celui des ovaristes; car il paroît assez certain que les ovaires contiennent une infinité de petits œufs, qui, après avoir été fécondés de quelque manière que ce soit, se rendent dans la matrice par le moyen des trompes de fallope.

4e. D. *Qu'est-ce que la conception?*

R. L'union des principes que fournissent à la génération l'un et l'autre sexe.

5e. D. *Où se fait la conception?*

R. Il n'y a rien de certain à cet égard; mais on ne peut nier que la conception ne se fasse quelquefois dans l'ovaire, puisqu'on y a trouvé des portions de fœtus et même des fœtus entiers. Si d'autres fois on en a trouvé dans les trompes, on peut en conclure que la conception a pu s'y faire, ou au moins que ces conduits servent à transmettre dans la matrice le corps qui en est le produit.

6e. D. *La conception ne peut-elle avoir lieu ailleurs que dans les trompes et les ovaires?*

R. L'on a trouvé des fœtus dans la cavité du bas-ventre, après la rupture de la trompe ou de l'enveloppe de l'ovaire.

7e. D. *Qu'est-ce que la grossesse?*

R. C'est l'état où se trouve la femme depuis l'instant de la conception jusqu'à la sortie des corps qui en sont le produit.

8e. D. *Combien distingue-t-on en général d'espèces de grossesse?*

R. La vraie et la fausse. Dans la vraie grossesse, la matrice contient un ou plusieurs fœtus; dans la fausse, la matrice renferme ordinairement une mole, c'est-à-dire une masse informe, qui est tantôt comme charnue et tantôt vériculaire.

9e. D. *La fausse grossesse est-elle toujours formée par une mole* ?

R. L'on donne encore le nom de fausse grossesse à ces amas de sang, d'eaux, d'humeurs glaireuses qui se forment dans la matrice, ainsi qu'à une collection d'air dans ce viscère, dite tympanite de matrice, parce que ces maladies sont toujours accompagnées de quelques-uns des signes rationnels de la grossesse, et quelles augmentent le volume du ventre.

10e. D. *Comment divise-t-on la grossesse par rapport au lieu où se trouve le produit de la conception* ?

R. On la divise en grossesse de matrice ou utérine, en grossesse tubaire ou des trompes, en grossesse des ovaires et en grossesse abdominale ou du bas-ventre; ces trois dernières grossesses se désignent aussi sous le nom de grossesse extrà-utérine.

11e. D. *Comment divise-t-on la grossesse de matrice* ?

R. En simple, composée ou compliquée.

12e. D. *Qu'est-ce que la grossesse simple* ?

R. La grossesse est simple lorsqu'il n'y a dans la matrice qu'un fœtus avec ses dépendances.

13e. D. *Qu'entend-on par grossesse composée* ?

R. La grossesse est composée lorsque la matrice contient plusieurs fœtus avec leurs dépendances.

14e. D. *Qu'est-ce que la grossesse compliquée* ?

R. Celle dans laquelle il existe un ou plusieurs fœtus dans la matrice avec une mole, ou dans laquelle ce viscère est en même-temps attaqué de quelque maladie.

15e. D. *En combien d'époques divise-t-on la grossesse et comment les divise-t-on* ?

R. En trois époques; la première prend du moment de la conception jusqu'à la fin du troisième mois; la seconde depuis le commencement du quatrième mois jusqu'à la fin du sixième; la troisième comprend tout le temps qui s'écoule entre le sixième mois et la fin du neuvième : chacune de ses époques est marquée par quelques signes particuliers.

16e. D.

16e. D. *Comment divise-t-on les signes de grossesse ?*

R. En signes rationnels et en signes sensibles.

17e. D. *Quels sont les signes rationnels de la grossesse ?*

R. La suppression des règles sans causes accidentelles, les dégoûts, les appetits dépravés, les crachotemens, les nausées, le vomissement, le gonflement des mamelles, le cercle brun autour des mamellons; et à la seconde époque l'élèvation du ventre.

18e. D. *Quels sont les signes sensibles de la grossesse ?*

R. Ce sont les mouvemens de l'enfant et les changemens que la matrice éprouve pendant la grossesse, dont la connoissance ne peut s'acquérir que par le toucher.

HUITIÈME INSTRUCTION.

Des changemens que la matrice éprouve pendant la grossesse; de l'action de ce viscère; de son déplacement et de la manière d'y remédier.

1re. Demande. *Quels changemens la matrice éprouve-t-elle pendant la grossesse ?*

R. Elle n'en éprouve presque aucun jusqu'au terme de trois mois. Mais au commencement du quatrième, le fond de la matrice s'élève au-dessus des os pubis ; au cinquième, il se trouve un peu au-dessous du nombril, qu'il surpasse à la fin du sixième ; au septième, on le sent dans la région épigastrique ; au huitième et au neuvième, il est à la hauteur de l'estomac, mais il descend un peu au neuvième. Jusqu'au sixième mois, la matrice n'éprouve de dilatation que dans son fond et dans son corps ; mais ensuite son col se développe ; et lorsqu'il est totalement effacé, le travail de l'Accouchement s'annonce par la dilatation de son orifice.

2e. D. *La matrice conserve-t-elle par-tout la même épaisseur pendant la grossesse ?*

R. La partie où tient le placenta est plus épaisse, et vers la fin de la grossesse les parois du col diminuent sensiblement vers son orifice, ou elles n'ont souvent que l'épaisseur de deux ou trois feuilles de papier.

3e. D. *Quelle est l'action de la matrice* ?

R. La matrice jouit d'une double action, étant élastique et irritable. Par sa force d'élasticité, elle tend continullement à revenir sur elle-même quand elle a été distendue ; mais c'est par sa force de contraction qu'elle parvient à expulser les corps qui y sont contenus.

4e. D. *Quels sont les déplacemens que la matrice peut éprouver pendant la grossesse* ?

R. Elle est sujette, ainsi que dans l'état de vacuité, à des descentes incomplètes et complètes ; à la rétroversion, à l'antéversion et à différentes obliquités.

5e. D. *Qu'est-ce que la descente de matrice incomplète* ?

R. La descente de matrice est incomplète, lorsque son col se présente seulement à l'orifice du vagin.

6e. D. *Qu'est-ce que la descente de matrice complète* ?

R. La descente de matrice est complète, lorsque son col dépasse l'orifice du vagin.

7e. D. *Qu'est-ce qui peut donner lieu à la descente de matrice en état de vacuité* ?

R. La grandeur du petit bassin, le relâchement des ligamens, les efforts violens, les travaux auxquels se livrent quelquefois les femmes après leur Accouchement. Elle peut aussi être la suite d'un Accouchement laborieux.

8e. D. *Qu'est-ce qui peut occasionner les descentes de matrice dans les différentes époques de la grossesse* ?

R. A la première époque, le poids de la matrice augmente et elle descend un peu ; mais pour qu'il en résulte une descente complète, il faut que la capacité du bassin soit trop considérable, et que les ligamens de la matrice soient relâchés. La descente peut avoir lieu jusqu'au sixième mois de la grossesse, et reparoître au moment de l'Accouchement.

9e. D. *En général, quelles incommodités la descente de matrice peut-elle occasionner* ?

R. Dans l'état de vacuité, comme dans l'état de grossesse, la descente de matrice cause des douleurs dans les reins, les aines et les cuisses, de la foiblesse et une sorte d'anéantissement; si la descente est complète, la femme éprouve de la difficulté à se tenir debout, à marcher, à uriner et à aller à la garde-robe.

10e. D. *Quels moyens doit-on employer pour remédier à la descente de matrice?*

R. Quelle que soit l'espèce de descente, on prescrira le repos à la malade, qui restera constamment étendue sur son lit. Si ce moyen ne réuissit pas, on appliquera un pessaire.

11e. D. *Qu'entend-on par la rétroversion ou l'antéversion de la matrice?*

R. La rétroversion est le déplacement dans lequel le fond de la matrice est porté vers la face antérieure du sacrum, et le col vers la face postérieure du pubis. Dans l'antéversion au contraire, le fond est tourné vers le pubis, et le col vers le sacrum; l'un et l'autre déplacement peuvent être plus ou moins complets; l'antéversion est plus rare et moins fâcheuse que la rétroversion.

12e. D. *La rétroversion et l'antéversion peuvent-elles avoir lieu sans que la femme soit grosse?*

R. Oui.

13e. D. *L'antéversion et la rétroversion peuvent-elles avoir lieu à toutes les époques de la grossesse?*

R. Non, elles ne peuvent plus avoir lieu après le troisième ou le quatrième mois. Passé ce temps, la matrice a acquis un tel volume, qu'elle ne peut plus éprouver ces déplacemens.

14e. D. *Comment arrivent l'antéversion et la rétroversion de la matrice?*

R. Elles peuvent se faire insensiblement ou presque subitement.

15e. D. *Quelles sont les causes de l'antéversion et de la rétroversion de la matrice?*

R. Le poids des viscères du bas-ventre peut occasionner peu à peu la rétroversion ou l'antéversion de la matrice ; ces accidens peuvent en outre arriver subitement, par les efforts que fait une femme pour vomir, pour aller à la selle, ou même pour uriner : enfin, par des coups ou par des chûtes.

16e. D. *Quels sont les accidens que produisent la rétroversion et l'antéversion ?*

R. Lorsqu'une matrice saine éprouve une antéversion ou rétroversion hors d'état de grossesse, dans un bassin de grandeur naturelle, la femme ne ressent qu'une pesanteur sur le rectum, des tiraillemens douloureux dans les reins et au devant des cuisses, des envies fréquentes d'uriner et d'aller à la selle ; mais si la matrice est engorgée ou dans l'état de grossesse, tous ces premiers accidens sont plus graves, et selon que la matrice est plus ou moins volumineuse, il en résulte une rétention d'urine et une entière constipation.

17e. D. *La retention d'urine et la constipation indiquent-elles d'une manière certaine qu'il y a une antéversion ou une rétroversion de matrice ?*

R. Non, ces accidens peuvent dépendre de plusieurs autres causes.

18e. D. *Comment peut-on s'assurer que la retention d'urine et la constipation proviennent de l'antéversion ou de la rétroversion de la matrice ?*

R. On ne peut s'en assurer que par le toucher ; dans ce cas on rencontre à peu de distance de l'entrée du vagin, un corps assez solide ; c'est la face antérieure ou la face postérieure de la matrice, selon qu'il y a une antéversion ou une rétroversion ; dans le premier cas, on trouve le fond porté vers les os pubis et le col vers le sacrum ; dans le second, le fond au contraire est en arrière et le col en avant.

19e. D. *Quels moyens doit-on employer pour remédier à l'antéversion et à la rétroversion de la matrice ?*

R. Il faut tâcher de faire évacuer les urines et les matières retenues dans l'intestin rectum ; s'il y a inflamation, on fait saigner la femme, on emploie les fomentations émolientes et les bains tièdes; et quand le calme est rétabli on la fait placer sur ses coudes et sur ses genoux, de manière que le bassin soit plus élevé que le ventre; on introduit plusieurs doigts dans le vagin vers la partie antérieure s'il y a antéversion, afin de repousser le fond de la matrice en haut et en arrière; au contraire, s'il y a rétroversion, on dirige ses doigts vers la partie postérieure, et on ramène le fond de la matrice en haut et en avant. Il arrive souvent qu'on ne réussit à cette opération qu'après plusieurs tentatives.

20e. D. *Après avoir réduit l'antéversion ou la rétroversion de la matrice, que doit-on faire pour la maintenir dans son état naturel*?

R. On doit prescrire le repos, recommander d'éviter tout effort violent et appliquer un pessaire.

21e. D. *Quels accidens graves peuvent occasionner la rétroversion et l'antéversion de la matrice, si l'on n'y remédie promptement*?

R. Hors l'état de grossesse, l'inflamation de la matrice et la mort qui en est souvent la suite; l'avortement, si la femme est enceinte.

22e. D. *Quelle-est la cause de l'obliquité antérieure de matrice*?

R. C'est le peu de résistance que lui opposent les parois de l'abdomen, qui, chez les femmes qui ont eu plusieurs enfans, prêtent quelquefois, au point que le ventre tombe en forme de bésace.

23e. D. *Combien y a-t-il d'obliquités de matrice, et quelles sont-elles*?

R. Il y en a trois principales: la plus ordinaire est celle où le fond de la matrice se porte vers la partie latérale droite; vient ensuite l'obliquité antérieure dans laquelle elle est inclinée vers les os pubis; la troisième, qui est assez rare, est celle où le fond de la matrice se porte vers la partie latérale gauche.

24e. D. *N'y a-t-il pas une quatrième obliquité de matrice?*

R. Elle est fort douteuse, puisqu'elle ne pourroit avoir lieu que dans le cas où les vertèbres lombaires seroient arquées dans un sens contraire à leur courbure naturelle : on n'a pas encore vu ce vice de conformation.

25e. D. *Quelles sont les causes des obliquités latérales de la matrice?*

R. Il n'est pas aisé de les assigner; mais on pense qu'elles sont déterminées par les rélations de la matrice avec l'intestin rectum, lorsque les matières fécales y séjournent; par l'S. romaine du côlon; par la convexité antérieure de la colonne lombaire; et par la position que prennent les intestins grêles, relativement à la matrice qui les soulève à mesure qu'elle monte dans la cavité abdominale.

26e. D. *Comment peut-on reconnoître en général l'obliquité de la matrice pendant la grossesse?*

R. En passant extérieurement une main vers le fond de la matrice, on la trouve deviée; et en touchant intérieurement on trouve le plus souvent son orifice du côté opposé à son fond; mais il arrive quelquefois que la matrice forme la cornemuse, et que son col s'avance du côté où est porté son fond.

27e. D. *Y a-t-il quelques moyens à employer pour réduire l'obliquité de la matrice pendant la grossesse?*

R. Oui; mais ce n'est que lorsque le ventre est en bésace; on doit alors le soutenir par un bandage de corps.

Nota. On renvoie à la 20me. instruction, 22me. demande, ce qu'il y a à faire pour réduire l'obliquité dans le temps de l'Accouchement.

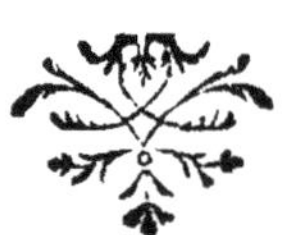

NEUVIÈME INSTRUCTION.

Du produit de la conception; de l'accroissement du fœtus; de sa situation dans la matrice; et de ses divisions.

1re. Demande. Q*uel est le produit de la conception?*

R. Ordinairement un ou plusieurs fœtus; mais il arrive aussi quelquefois qu'au lieu de fœtus, il se forme dans la matrice une substance charnue inorganique, à laquelle on a donné le nom de mole.

2e. D. *A quel terme de la grossesse les premiers rudimens du fœtus peuvent-ils s'appercevoir, et de quelle manière se fait son développement?*

R. L'on prétend qu'au bout d'un mois le fœtus est de la grosseur d'une fourmi; qu'à six semaines, il ressemble assez à une guêpe : sa tête, ses yeux, sa bouche, sont faciles à distinguer; les mains et les pieds paroissent attachés au tronc; ensuite les progrès de la croissance deviennent très-rapides et d'autant plus considérables de mois en mois, que l'on approche plus du septième; alors ils diminuent beaucoup jusqu'au terme ordinaire de l'Accouchement, époque à laquelle l'enfant est long de dix-huit à vingt pouces, et pèse de six à sept livres.

3e. D. *Peut-on juger au juste, par la grandeur et par le poids de l'enfant, du terme où il est parvenu?*

R. On pourroit se tromper; car il est des enfans plus gros et plus forts à huit mois que d'autres à neuf; on distingue plus facilement l'enfant à terme de celui qui ne l'est pas, par un plus grand degré de perfection dans les formes extérieures et dans le développement des membres.

4e. D. *Quelle est la situation du fœtus dans la matrice?*

R. Le fœtus a la tête penchée et les genoux fléchis sur la poitrine; les bras pliés, les talons rapprochés des fesses;

dans les premiers mois de la grossesse il vacille au milieu des eaux, et il est porté indifféremment, tantôt d'un côté et tantôt de l'autre; mais ensuite la tête se dirige peu à peu vers l'orifice de la matrice, où elle se fixe à la fin; et lorsqu'elle ne s'y trouve pas à l'époque de l'Accouchement, il faut rapporter cette disposition accidentelle à l'action de quelques causes particulières qui l'ont détournée de sa direction naturelle.

5e. D. *Comment divise-t-on le fœtus ?*

R. On peut diviser simplement le fœtus comme l'adulte, en tête, en tronc et en extrémités, distinguées en supérieures et en inférieures.

6e. D. *En combien de régions peut-on partager la surface de l'enfant ?*

R. En six principales; la région supérieure, qui comprend le sommet de la tête; l'antérieure, qui s'étend du haut du front jusqu'aux orteils; la postérieure, depuis l'occiput jusqu'aux talons; les régions latérales des bosses pariétales aux malléoles externes; l'inférieure, qui est formée par la plante des pieds.

7e. D. *Comment peut-on reconnoître les différentes régions de l'enfant et les distinguer les unes des autres ?*

R. Elles ont toutes des caractères particuliers, qui servent à les faire reconnoître par le toucher.

8e. D. *Que peut-on observer à la tête du fœtus ?*

R. Cinq régions, quatre diamètres, deux circonférences, des sutures et des fontanelles.

9e. D. *Quelles sont les régions de la tête de l'enfant ?*

R. La supérieure, qui en forme le sommet; l'inférieure, qui en forme la base; les deux latérales et l'antérieure ou la face.

10e. D. *Quelle est la longueur des diamètres de la tête du fœtus ?*

R. Les deux plus petits ont ordinairement trois pouces et demi; l'un va d'une bosse pariétale à l'autre, et le second

du

du sommet de la tête à sa base. Le diamètre moyen est de quatre pouces un quart ; il va du front à l'occiput. Le plus grand est de cinq pouces un quart environ, et s'étend obliquement de la symphise du menton à la fontanelle postérieure.

11e. D. *Quelles sont les circonférences du sommet de la tête ?*

R. La plus petite, qui est de dix à onze pouces, passe sur le milieu du sommet, la base du crâne et les bosses pariétales ; la plus grande, qui est de treize à quinze pouces, passe sur les deux fontanelles, le menton et le trou occipital, et coupe la première à angle droit.

12e. D. *Quelles sont les sutures les plus remarquables de la tête du fœtus ?*

R. La sagitale, la coronale et la lambdoïde; la sagitale s'érend d'une fontanelle à l'autre; la coronale réunit l'os du front avec les pariétaux, et la lambdoïde, l'occipital avec les pariétaux.

13e. D. *Qu'entend-on par les fontanelles, et combien y en a-t-il ?*

R. Les fontanelles sont des espaces membraneux, formés par l'écartement des sutures; il y en a deux principales, l'antérieure, qui est la plus grande, a quatre angles, et est située à la réunion des deux os pariétaux et du coronal ; la postérieure n'a que trois angles, et se trouve entre les pariétaux et l'occipital. (1)

DIXIÈME INSTRUCTION.

De l'arrière-faix ; du placenta ; des membranes ; du cordon ombilical ; et des eaux.

1re. Demande. *Qu'est-ce que l'arrière-faix ?*

(1) On indiquera dans la quinzième instruction les caractères qui distinguent les autres parties du fœtus.

R. L'arrière-faix comprend le placenta, les membranes et le cordon ombilical.

2e. D. *Qu'est-ce que le placenta, quelle est sa forme, ses dimentions et son attache?*

R. Le placenta est une masse spongieuse et vasculeuse, d'une figure le plus souvent ronde, ayant environ sept à huit pouces de diamètre au terme ordinaire de l'Accouchement; un pouce d'épaisseur dans son centre et un peu moins vers ses bords. Il est formé de plusieurs lobes faciles à séparer, parce qu'ils sont unis par un tissu cellulaire très-lâche. Il a deux faces, l'une vasculeuse et l'autre spongieuse; la vasculeuse est interne, parsemée d'artères et de veines, recouverte par le chorion et l'amnios; elle sert de base au cordon ombilical qui s'y implante ordinairement vers son milieu. La face spongieuse adhère à la matrice et ressemble assez à une éponge. L'on y remarque des cavités contiguës aux orifices des sinus uterins, avec lesquels on croit qu'elles s'abouchent.

3e. D. *A quelle partie de la matrice s'attache le placenta?*

R. Il peut s'attacher à toutes les parties de la matrice, mais plus ordinairement dans son corps; rarement sur son col, et plus rarement encore sur son orifice.

4e. D. *Peut-il exister quelques variétés dans le placenta?*

R. On en rencontre quelquefois plusieurs, qui ont rapport à sa forme, à son volume, ou au nombre des enfans contenus dans la matrice. On trouve de grands et de petits placenta; on en voit qui ont des lobes séparés de la masse principale; il en est qui sont doubles, et servent alors à deux enfans; d'autrefois cependant il n'y a qu'un seul placenta pour deux jumeaux; mais dans ces cas il n'y a aussi qu'une même enveloppe. On dit que le placenta est en raquette lorsque le cordon ombilical est attaché à un de ses bords.

5e. D. *Quelles sont les enveloppes du fœtus, leurs noms et leurs usages?*

R. Le chorion et l'amnios forment une poche qui contient

l'enfant, le cordon ombilical et les os. Le chorion tapisse l'intérieur de la matrice et recouvre l'amnios.

6e. D. *Qu'est-ce que le cordon ombilical?*

R. C'est une espèce de boyau long d'environ vingt à trente pouces et de la grosseur du doigt. Il est formé de deux artères et de la veine ombilicale, unies par un tissu cellulaire et recouvertes par le chorion : par l'une de ses extrémités il est fixé au nombril de l'enfant et par l'autre au placenta.

7e. D. *Quelle est l'origine des vaisseaux qui forment le cordon ombilical et où vont-ils se terminer?*

R. Les artères ombilicales sont la continuation des artères iliaques, internes ou hypogastriques du fœtus : elles montent derrière et à côté de la vessie jusqu'à l'ombilic, où elles se joignent entr'elles à la veine ombilicale; parvenus au placenta, ces trois vaisseaux se divisent en plusieurs branches, qui vont se perdre dans ses cellules. La veine ombilicale semble prendre naissance dans le placenta même, d'où elle se porte à l'enfant; après avoir passé à l'ombilic, elle s'écarte des deux autres, traverse le foie, et se rend dans la veine cave, à sa partie postérieure.

8e. D. *Le cordon ombilical est-il toujours de la même longueur et de la même grosseur?*

R. Non, il en est de très-courts et de très-longs, de très-grêles et de très-gros.

9e. D. *Que peut-il arriver lorsque le cordon ombilical est trop long ou trop court?*

R. Il peut s'y former des nœuds s'il est trop long, ou il peut faire plusieurs circonvolutions au tour du col ou du corps de l'enfant. S'il est trop court, il peut se rompre dans le travail de l'Accouchement, ou occasionner le décolement trop prompt du placenta.

10e. D. *A quel accident doit-on s'attendre lorsque le cordon ombilical est trop gros ou trop grêle?*

R. Dans l'un et l'autre cas il se rompt avec facilité.

11e. D. *D'où proviennent les eaux contenues dans l'amnios?*

R. Problablement des vaisseaux lymphatiques de la matrice.

12e. D. *Quelle est la couleur et la qualité des eaux contenues dans l'amnios ?*

R. Elles sont pour l'ordinaire blanches, un peu grasses au toucher et d'une odeur fade ; il en est aussi de couleur grisâtre et noirâtre et d'une odeur fétide, sans que pour cela il en résulte rien de dangereux, ni pour la mère ni pour l'enfant.

13e. D. *Comment divise-t-on les eaux qui entourent l'enfant dans la matrice ?*

R. En vraies et en fausses : les vraies sont contenues dans l'amnios, et leur écoulement est toujours suivi de l'Accouchement. Les fausses sont contenues entre le chorion et l'amnios, et peuvent s'écouler à différentes époques de la grossesse sans déterminer l'Accouchement.

14e. D. *D'où proviennent les fausses eaux ?*

R. On pense qu'elles proviennent des vraies, qui passent au travers de l'amnios par des déchiremens insensibles.

15e. D. *Quel est l'usage des eaux pendant la grossesse ?*

R. Les eaux étant une véritable lymphe au commencement de la grossesse, on prétend qu'elles servent dans les premiers temps à la nourriture du fœtus. Elles favorisent en outre la dilatation de la matrice, facilitent les mouvemens de l'enfant, empêchent qu'ils ne soient douloureux à la mère, et la garantissent de l'effet des chutes qu'elle peut faire et des coups qu'elle peut recevoir sur le bas-ventre.

16e. D. *A quoi servent les eaux dans le moment de l'Accouchement ?*

R. A la dilatation de l'orifice de la matrice et de la vulve.

17e. D. *La quantité des eaux contenues dans les membranes est-elle toujours égale ?*

R. Non, il est des femmes qui n'en rendent pas une demi-pinte dans l'Accouchement, tandis que d'autres en rendent plusieurs ; mais leur quantité modérée est la plus avantageuse, parce qu'elle rend la grossesse et l'Accouchement moins pénibles.

ONZIÈME INSTRUCTION.

De la manière dont l'enfant se nourrit dans la matrice, et des changemens que produit sur lui la respiration au moment de sa naissance.

1re. Demande. *COMMENT se nourrit le fœtus dans la matrice ?*

Réponse. Il est une infinité ds systèmes sur la nutrition du fœtus ; mais celui qui paroît le plus certain, c'est qu'il se nourrit principalement par le cordon ombilical.

2e. D. *Le sang de la mère passe-t-il immédiatement à l'enfant ?*

R. Non, celui du fœtus ne se rend pas non plus directement à la matrice ; car les veines ombilicales ne s'abouchent point avec les artères de la matrice. Il y a dans ce viscère des cavités où le sang se rend, tant de la part de la mère que de l'enfant. Ces réservoirs se nomment sinus utérins. (1) Ils sont contigus aux cavités cellulaires du placenta ; les artères utérines y versent le sang de la mère, et les artères ombilicales celui du placenta ; les veines utérines l'y prennent pour le rapporter dans les vaisseaux de la femme, et les ombilicales, par le moyen du cordon, le rendent au fœtus.

3e. D. *La circulation du sang se fait-elle de la même manière dans le fœtus que dans l'enfant qui a respiré ?*

R. Non.

4e. D. *Comment se fait la circulation du sang dans le fœtus ?*

R. Le sang, qui vient du placenta par la veine ombilicale, se porte vers le lobe gauche du foie, traverse ce viscère et se rend dans la veine cave, d'où il va dans l'oreillette droite du cœur, pour passer par le trou botal dans l'oreillette gau-

(1) Quelques anatomistes modernes prétendent avoir reconnu par des injections très-bien faites, que les artères ombilicales communiquent directement avec les veines utérines, et les artères utérines avec les veines ombilicales.

che. Alors cette oreillette se contracte et le pousse dans le ventricule du même côté, qui par un semblable mécanisme le fait pénétrer dans l'aorte. Bientôt il parvient à l'endroit où ce vaisseau fournit les sousclavières et les carotides; il se partage en deux colonnes; l'une s'introduit dans ces artères, se distribue à la tête et aux extrémités supérieures, revient dans l'oreillette droite, passe dans le ventricule droit et de-là dans l'artère pulmonaire. Mais comme le poumon est très-dense et fort peu développé dans le fœtus, il n'y a qu'une très-petite portion de ce sang qui y parvient; la plus grande partie passe par un vaisseau de communication, nommé *canal artériel*, et va se jetter dans l'aorte, un peu au-dessous de la naissance des sousclavières. L'autre colonne s'unit bientôt avec ce sang qui vient du canal artériel, et continue son trajet dans l'aorte, la poitrine et le bas-ventre, jusqu'à ce qu'enfin elle arrive vis-à-vis la quatrième vertèbre lombaire; à cet endroit, elle se partage encore en deux portions; l'une, qui est la plus considérable, passe dans les artères ombilicales pour se rendre au placenta; l'autre, qui est très-petite, se porte aux extrémités inférieures, et en revient par des veines qui se déchargent dans la veine cave inférieure.

5e. D. *Quels changemens la respiration apporte-t-elle à la circulation du sang dans l'enfant nouveau né?*

R. Après que l'enfant a respiré, la circulation cesse dans les vaisseaux ombilicaux; le sang passe en plus grande quantité dans le poumon, distendu par l'air atmosphérique, en peu de temps le trou botal se ferme, le canal artériel s'oblitère, et il s'établit un autre ordre dans la marche du sang: celui qui en revient de toutes les parties du corps par les deux veines caves, pénètre dans l'oreillette droite, d'où il est chassé dans le ventricule du même côté qui le renvoie au poumon par l'artère pulmonaire; les veines du même nom le rapportent à l'oreillette gauche, d'où il passe dans le ventricule gauche qui, au moyen de l'aorte, le distribue à toutes les parties du corps.

DOUZIÈME INSTRUCTION.

De l'Accouchement; de ses divisions; de ses causes; des différens signes du travail; des vraies et des fausses douleurs.

1re. Demande. QU'EST-CE *que l'Accouchement?*

Réponse. C'est la sortie d'un ou de plusieurs fœtus à terme et de leurs dépendances.

2e. D. *Comment divise-t-on l'Accouchement?*

R. En Accouchement naturel, Accouchement contre nature et Accouchement laborieux.

3e. D. *Qu'est-ce que l'Accouchement naturel?*

R. C'est celui dans lequel le fœtus à terme et ses dépendances sont expulsés de la matrice dans un court espace de temps, sans autres secours que ceux de la nature.

4e. D. *Qu'est-ce que l'Accouchement contre nature?*

R. C'est celui qui ne peut être terminé par les seules forces de la nature; il a lieu ordinairement lorsque l'enfant ne présente pas le sommet de la tête.

5e. D. *L'Accouchement dans lequel l'enfant présente les pieds, les genoux ou les fesses, est-il naturel ou contre nature?*

R. Ces trois espèces d'Accouchemens sont mis au rang des naturels, toutes les fois que la nature seule les termine; mais ils deviennent contre nature, dès qu'on est obligé d'employer les ressources de l'art.

6e. D. *Qu'est-ce que l'Accouchement laborieux?*

R. C'est celui où le fœtus, quoique dans une bonne position, éprouve des obstacles à sa sortie, et ces obstacles peuvent venir de la part de la mère, de l'enfant ou de l'arrière-faix.

7e. D. *Quel est le terme ordinaire de la grossesse auquel se fait l'Accouchement?*

R. C'est la fin du neuvième mois ; mais le fœtus peut être expulsé à tout terme, et quelquefois dépasser celui de neuf mois.

8e. D. *Comment désigne-t-on la sortie du fœtus jusqu'au septième mois de la grossesse, et depuis le septième jusques au neuvieme ?*

R. La sortie du fœtus jusqu'au septième mois, se nomme fausse cauche ; depuis le septième jusqu'au huitième et demi, Accouchement prématuré ; et depuis le huitième et demi jusqu'à la fin du neuvième mois ou au-delà, Accouchement à terme.

9e. D. *Quelle est la première époque de la grossesse où l'on peut espérer que l'enfant naissant pourra vivre ?*

R. La fin du septième mois est le terme où l'on peut compter sur la *viabilité* de l'enfant ; mais plus il approche du neuvième, plus il a de force et plus y a d'espoir qu'il vivra.

10e. D. *Quelles sont les causes qui déterminent l'Accouchement ?*

R. Tout ce qui peut exciter la contraction de la matrice, et procurer par conséquent la sortie du fœtus.

11e. D. *Quelles sont les causes qui peuvent exciter la contraction de la matrice ?*

R. On peut en distinguer de naturelles et d'accidentelles. (1) Les causes naturelles paroissent agir constamment, et à peu de jours près, au terme de neuf mois ; les accidentelles, peuvent se manifester à toutes les époques de la grossesse, et sont principalement les fortes passions. Certaines maladies de la matrice et ses dépendances ; des coups, des chûtes, etc.

12e. D. *Quelles sont les causes naturelles et efficientes de l'Accouchement ?*

R. Il y a plusieurs opinions à cet égard ; celle qui paroît la plus vraisemblable, est que l'Accouchement est dû à la réaction élastique et musculaire de la matrice, considérable-

(1) L'on expliquera la sortie de la mole dans la vingt-troisième Instruction.

ment

ment distendue dans toutes ses parties par le volume de l'enfant.

13e. D. *Quelles sont les causes accessoires de l'Accouchement ?*

R. C'est l'action des muscles abdominaux et du diaphragme.

14e. D. *Comment la matrice opère-t-elle l'expulsion de l'enfant ?*

R. Au terme de l'Accouchement, la matrice distendue outre mesure et par-là irritée se contracte, presse et serre l'enfant de toutes parts ; le col de ce viscère devenu trop foible pour résister, est forcé de se dilater ; les membranes s'avancent, dilatent de plus en plus l'orifice et se déchirent ; les eaux s'écoulent, et la tête franchit l'orifice ; les contractions réitérées de la matrice ne cessent que lorsqu'elle est entièrement débarrassée de l'enfant et de ses dépendances.

15e. D. *Comment nomme-t-on l'action de la matrice par laquelle l'enfant est expulsé ?*

R. On la nomme travail de l'Accouchement.

16e. D. *En combien de temps divise-t-on le travail de l'Accouchement ?*

R. En quatre temps ; le premier, le progrès, le troisième temps et le quatrième, ou la fin du travail.

17e. D. *Quels sont les signes du premier temps du travail de l'Accouchement ?*

R. Le commencement du travail s'annonce pour l'ordinaire par des petites douleurs, nommées *mouches*, qui partent des reins ou du nombril, se portent en bas, et font dilater peu à peu l'orifice de la matrice, de la largeur d'une pièce de vingt-quatre sous. La femme éprouve un mal-aise général, de fréquentes envies d'uriner ; le vagin est plus ou moins humecté d'humeurs glaireuses.

18e. D. *Quels sont les signes du progrès du travail de l'Accouchement ?*

R. Les douleurs sont plus fortes, durent davantage que dans le premier temps, et obligent la femme à faire de légers efforts. L'orifice de la matrice se dilate de la largeur d'un écu de trois livres; le col s'amincit et se rapproche de l'axe du bassin ; la poche des eaux se forme, se tend et se durcit pendant la douleur.

19e. D. *Quels sont les signes du troisième temps du travail de l'Accouchement ?*

R. Les douleurs sont expulsives; elles se succèdent rapidement; l'orifice de la matrice se dilate de la largeur de plus d'un écu de six francs; dans ce moment les femmes marquent. (1) Le pouls devient dur et fréquent; le visage se colore; la chaleur augmente, devient générale; un frémissement universel se manifeste; les membranes se déchirent; les eaux s'écoulent plus ou moins vîte et le frémissement cesse.

20e. D. *Quel sont les signes de la fin du travail de l'Accouchement naturel?*

R. Si les eaux sont écoulées, la matrice s'applique immédiatement sur le corps de l'enfant; elle se contracte plus vivement qu'auparavant; la tête s'engage dans l'orifice, et se rapproche de la vulve à chaque douleur. La femme éprouve des crampes, des tremblemens; et lorsque la tête descend, elle a envie d'aller à la garde-robe; elle est tourmentée d'inquiétudes et de craintes qui ne finissent qu'après l'Accouchement.

21e. D. *Toutes les douleurs que les femmes grosses éprouvent, servent-elles à l'Accouchement?*

R. Les fausses douleurs ne conduisent point à l'Accouchement.

22e. D. *Comment distingue-t-on les fausses douleurs des vraies ?*

R. Les fausses douleurs ne prennent pas par intervalle comme les vraies; elles forment le plus souvent une ceinture autour du ventre; et en touchant la femme, on ne trouve aucune dilatation à l'orifice de la matrice.

---

(1) C'est-à-dire, qu'après avoir porté le doigt pour toucher, on le retire tâché de sang.

23e. D. *Qu'est-ce qui peut occasionner les fausses douleurs?*

R. Elles peuvent dépendre de coliques venteuses, de matières retenues dans le rectum, de fatigues excessives, d'une trop grande quantité de sang, de trop de chaleur et d'irritation, et de mouvemens spasmodiques.

24e. D. *Comment peut-on remédier aux fausses douleurs?*

R. Il faut employer des moyens différens, suivant les causes qui les produisent.

25e. D. *Comment peut-on appaiser les fausses douleurs qui dépendent de coliques venteuses?*

R. En donnant de l'eau de fleurs d'orange avec du sucre; en appliquant des serviettes chaudes sur l'estomac et sur le bas-ventre, etc. etc.

26e. D. *Par quels moyens appaise-t-on les fausses douleurs qui proviennent des matières retenues dans l'intestin rectum?*

R. En dégageant cet intestin par des lavemens d'eau avec de l'huile ou avec du beurre frais.

27e. D. *Que devra-t-on faire lorsque les fausses douleurs seront occasionnées par une fatigue excessive?*

R. On conseillera le plus parfait repos et de bons bouillons.

28e. D. *Si les douleurs sont occasionnées par une trop grande quantité de sang, que faudra-t-il faire?*

R. On prescrira une ou deux petites saignées du bras, suivant l'état du pouls et le tempérament de la malade.

29e. D. *Quels moyens doit-on employer dans les cas de chaleur, d'irritation et de spasme?*

R. Le petit lait, l'eau de poulet, l'orgeat, les demi-bains, les bains entiers, les lavemens, la saignée, un régime tempérant et des potions calmantes. (1)

---

(1) On peut les faire avec de l'eau de lys, les gouttes anodines d'hoffman, et le sirop de diacode, que l'on fera prendre par cuillerée de deux en deux heures; par exemple :

Eau de lys, trois onces. Gouttes anodines, n° 30. Sirop de diacode, demi-once.

TREIZIÈME INSTRUCTION.

Des positions du sommet de la tête ; observations sur chacune de ces positions ; du mécanisme de l'Accouchement naturel dans chacune.

1re. Demande. *Quelle est la durée du travail de l'Accouchement naturel ?*

Réponse. Elle est très-incertaine ; il est des femmes qui accouchent en moins de deux heures ; d'autres ont un travail de deux ou trois jours. Si le bassin est ample ; si les parties molles ont de la souplesse ; si la tête de l'enfant se présente dans une bonne position ; si les contractions de la matrice sont fortes et souvent répétées, la durée du travail sera courte ; elle sera plus ou moins longue, suivant que ces conditions manqueront plus ou moins ; mais toutes choses égales d'ailleurs, l'Accouchement d'un premier enfant est plus long et plus pénible que les suivans.

2e. D. *Combien y a-t-il de positions du sommet de la tête ?*

R. L'on ne peut s'empêcher de reconnoître six positions du sommet de la tête sur l'orifice de la matrice.

3e. D. *Quelle est la première position du sommet de la tête?*

R. Dans la première position, le sommet de la tête se présente au détroit supérieur sur l'orifice de la matrice, de manière que la fontanelle postérieure répond à la cavité cotiloïde gauche, et le front à la symphise sacro-iliaque droite ; ainsi la suture sagittale traverse obliquement le détroit supérieur du bassin.

4e. D. *Quelle est la seconde position du sommet de la tête?*

R. Dans la seconde position, le sommet de la tête se présente au détroit supérieur sur l'orifice de la matrice, de manière que la fontanelle postérieure répond à la cavité cotiloïde droite, et le front à la symphise sacro-iliaque gauche ;

ainsi la suture sagittale traverse obliquement le détroit supérieur du bassin.

5e. D. *Quelle est la troisième position du sommet de la tête ?*

R. Dans la troisième position, le sommet de la tête se présente au détroit supérieur sur l'orifice de la matrice, de manière que l'occiput répond à la symphise des pubis, le front à la symphise sacro-vertébrale; ainsi la suture sagittale est parallèle au petit diamètre du détroit supérieur.

6e. D. *Quelle est la quatrième position du sommet de la tête ?*

R. Dans la quatrième position, le sommet de la tête se présente au détroit supérieur sur l'orifice de la matrice, de manière que l'occiput est placé vis-à-vis la symphise sacro-iliaque droite, et le front derrière la cavité cotiloïde gauche; ainsi la suture sagittale traverse obliquement le détroit supérieur du bassin.

7e. D. *Quelle est la cinquième position du sommet de la tête ?*

R. Dans la cinquième position, le sommet de la tête se présente au détroit supérieur sur l'orifice de la matrice, de manière que l'occiput répond à la symphise sacro-iliaque gauche, et le front à la cavité cotiloïde droite; ainsi la suture sagittale traverse obliquement le détroit supérieur du bassin.

8e. D. *Quelle est la sixième position du sommet de la tête ?*

R. Dans la sixième position, le sommet de la tête se présente au détroit supérieur sur l'orifice de la matrice, de manière que l'occiput est vis-à-vis la saillie du sacrum, et le front derrière la symphise du pubis; ainsi la suture sagittale est parallèle au petit diamètre du détroit supérieur.

9e. D. *Comment connoît-on par le toucher la première position du sommet de la tête ?*

R. Au détroit supérieur, on trouve la fontanelle postérieure vers la cavité cotiloïde gauche; en suivant la suture sagittale, elle conduit à la fontanelle antérieure qui est tournée vers la symphise sacro-iliaque droite.

10e. D. *Comment reconnoît-on la seconde position du sommet de la tête ?*

R. Au détroit supérieur, on trouve la fontanelle postérieure vers la cavité cotiloïde droite; en suivant la suture sagittale, elle conduit à la fontanelle antérieure qui est tournée vers la symphise sacro-iliaque gauche.

11e. *Comment reconnoît-on la troisième position du sommet de la tête ?*

R. Au détroit supérieur, on trouve la fontanelle postérieure vers la symphise du pubis; en suivant la suture sagittale, elle conduit à la fontanelle antérieure qui est tournée vers la symphise sacro-vertébrale.

12e. D. *Comment reconnoît-on la quatrième position du sommet de la tête ?*

R. Au détroit supérieur, on trouve la fontanelle postérieure vers la symphise sacro-iliaque droite; et en suivant la suture sagittale, elle conduit à la fontanelle antérieure qui est tournée vers la cavité cotiloïde gauche.

13e. D. *Comment reconnoît-on la cinquième position du sommet de la tête ?*

R. Au détroit supérieur, on trouve la fontanelle postérieure vers la symphise sacro-iliaque gauche; et en suivant la suture sagittale, elle conduit à la fontanelle antérieure qui est tournée vers la cavité cotiloïde droite.

14e. D. *Comment reconnoît-on la sixième position du sommet de la tête ?*

R. Au détroit supérieur, on trouve la fontanelle postérieure vers la symphise sacro-vertébrale; et en suivant la suture sagittale, elle conduit à la fontanelle antérieure qui est tournée vers la symphise du pubis.

15e. D. *Les six positions du sommet de la tête sont-elles également avantageuses, et ont-elles lieu aussi souvent les unes que les autres ?*

R. Non, il en est qui sont plus avantageuses, et ce sont celles qui ont lieu le plus souvent.

16e. D. *Quelles sont les positions du sommet de la tête les plus avantageuses et les plus fréquentes ?*

R. Ce sont la première et la seconde position.

17e. D. *Quelles sont les positions les plus rares du sommet de la tête ?*

R. Ce sont la troisième et la sixième; cette dernière l'est encore plus que la troisième.

18e. D. *Pourquoi la première et la seconde position du sommet de la tête sont-elles les plus avantageuses ?*

R. C'est que dans tous les temps de l'Accouchement, les grands diamètres de la tête du fœtus correspondent aux grands diamètres du petit bassin.

19e. D. *Pourquoi la troisième, la quatrième, la cinquième et la sixième position du sommet de la tête ne sont-elles pas aussi avantageuses que les deux premières ?*

R. C'est que dans toutes ces positions, mais principalement dans la sixième, les grands diamètres de la tête se trouvent appliqués aux petits diamètres du bassin.

20e. D. *Quelle différence y a-t-il entre la troisième position du sommet et la sixième, par rapport aux obstacles que la tête peut rencontrer dans son trajet ?*

R. Dans la troisième position, la tête n'éprouve d'obstacles qu'au détroit supérieur; dans la sixième au contraire, la tête en rencontre, non seulement au détroit supérieur, mais encore dans la cavité et à la sortie du petit bassin.

21e. D. *Quel obstacle la tête éprouve-t-elle dans la quatrième et cinquième position ?*

Dans la quatrième et cinquième position, la tête éprouve des obstacles principalement à la sortie du petit bassin, parce que la face se tournant le plus souvent en avant au lieu de se tourner vers la courbure du sacrum, comme dans les deux premières, il arrive que le front a beaucoup plus de peine à se développer sous l'arcade du pubis, que la partie postérieure de la tête.

22e. D. *Que doit-on faire lorsque le sommet de la tête se présente dans la troisième position ?*

R. Il faut porter doucement un ou deux doigts dans le temps de la douleur, pour diriger l'occiput vers une des cavités cotiloïdes.

23e. D. *Que doit-on faire dans la quatrième position du sommet de la tête ?*

R. Il faut porter un ou deux doigts de la main droite sur le front, le diriger peu à peu du côté de la symphise sacro-iliaque gauche, et achever de conduire la face vers la courbure de l'os sacrum, si elle ne s'y range pas d'elle-même à mesure que le sommet descend dans la cavité du petit bassin.

24e. D. *Que doit-on faire dans la cinquième position du sommet de la tête ?*

R. Il faut porter un ou deux doigts de la main gauche vers le front, le diriger peu à peu du côté de la symphise sacro-iliaque droite, et achever de conduire la face vers la courbure de l'os sacrum, si elle ne s'y range pas d'elle-même à mesure que le sommet descend dans la cavité du petit bassin.

25e. D. *Que doit-on faire dans la sixième position du sommet de la tête ?*

R. Il faut se borner, lorsque la tête est au détroit supérieur, à porter l'occiput vers une des symphises sacro-iliaques.

26e. D. *N'y a-t-il rien à faire dans la première et la seconde position du sommet de la tête pour faciliter l'Accouchement ?*

R. Non, si la fontanelle postérieure descend la première, si la tête n'est pas volumineuse, et si elle occupe toujours les plus grands diamètres de l'entrée et de la sortie du bassin.

27e. D.

27ᵉ. D. *Que faudroit-il faire si la fontanelle antérieure s'avançoit plus que la postérieure dans le travail de l'Accouchement ?*

R. A l'aide de deux doigts introduits dans le vagin, il faudroit soutenir et même relever le front pendant la douleur, afin que l'occiput fût forcé de descendre le premier.

28ᵉ. D. *Que pourroit-il arriver en laissant engager la fontanelle antérieure la première dans le travail de l'Accouchement ?*

R. Le front s'engageroit le premier ; la tête de l'enfant se renversant sur le dos présenteroit son plus grand diamètre, et il se pourroit que ces obstacles ne fussent surmontés qu'avec le secours des instrumens.

29ᵉ. D. *Dans la première position du sommet de la tête, quelle est la situation du fœtus dans la matrice ?*

R. Le sommet de la tête se présente à l'orifice de la matrice, la suture sagittale traverse obliquement l'entrée du petit bassin, la face est portée vers la symphise sacro-iliaque droite, et l'occiput vers la cavité cotiloïde gauche : la région postérieure de l'enfant répond à la partie antérieure et latérale gauche de la matrice, et la région antérieure à la partie postérieure et latérale droite : les genoux sont pliés sur la poitrine, les pieds et les fesses répondent au fond de la matrice.

30ᵉ. D. *Quel est le mécanisme de l'Accouchement naturel dans la première position du sommet de la tête ?*

R. Lorsque les contractions de la matrice, aidées par le diaphragme et les muscles abdominaux, ont fait dilater suffisamment son orifice, l'occiput plonge le premier, et la tête étant parvenue ainsi dans le petit bassin, les membranes se déchirent et les eaux s'écoulent ; le menton s'applique sur la poitrine, et le sommet de la tête descend jusqu'à la partie inférieure du sacrum ; la tête alors tourne de côté comme sur un pivot, et la face se porte insensiblement sur la courbure de cet os, en même temps que la fontanelle postérieure se place vers les os pubis : à la fin du travail, les bosses pariétales se fixent entre les tubérosités ischiatiques ; le menton s'éloigne de la poitrine ; l'occiput s'engage sous les pubis, dilate la vulve et se relève sous le mont de Vénus, à mesure que le front, les yeux, le nez, la bouche, le menton, se développent de la fourchette et du périnée. Lorsque la tête est entièrement dégagée, la face se porte vers l'une des deux aînes, mais le plus souvent vers la droite; de nouvelles contractions font engager l'épaule droite du côté du pubis, et la gauche vers le sacrum ; celle-ci se développe la première du côté du périnée, et bientôt la droite sous le mont de Vénus; ensuite les hanches se développent l'une après l'autre ; les cuisses et les jambes se dégagent insensiblement. Il faut un nouveau travail pour l'expulsion de l'arrière-faix.

31e. D. *Dans la deuxième position du sommet de la tête, quelle est celle du fœtus dans la matrice?*

R. Le sommet de la tête se présente à l'orifice de la matrice, la suture sagittale traverse obliquement le petit bassin, la face est portée vers la symphise sacro-iliaque gauche, et l'occiput vers la cavité cotiloïde droite : la région postérieure de l'enfant répond à la partie antérieure et latérale droite de la matrice, et la région antérieure, à la partie postérieure et latérale gauche de ce viscère : les genoux sont pliés sur la poitrine, les pieds et les fesses répondent au fond de la matrice.

32e. D. *Quel est le mécanisme de l'Accouchement dans la seconde position ?*

R. Lorsque les contractions de la matrice, aidées de celles du diaphragme et des muscles abdominaux, ont fait dilater suffisamment son orifice, l'occiput plonge le premier, et la tête étant ainsi parvenue dans le petit bassin, les membranes se déchirent et les eaux s'écoulent ; le menton s'applique alors sur la poitrine ; le sommet de la tête descend jusqu'à la partie inférieure du sacrum, et la face se porte insensiblement sur la courbure de cet os, en même temps que la fontanelle postérieure se place vers les os pubis : à la fin du travail les bosses pariétales se fixent entre les tubérosités ischiatiques ; alors, le menton s'éloigne de la poitrine ; l'occiput s'engage sous le pubis, dilate la vulve et se relève sous le mont de Vénus, à mesure que le front, les yeux, le nez, la bouche et le menton se développent de la fourchette et du périnée. Lorsque la tête est entièrement dégagée, la face se porte le plus souvent vers l'aîne gauche. De nouvelles contractions font engager l'épaule gauche vers le pubis et la droite vers le sacrum ; celle-ci se développe la première du côté du périnée, la gauche sous le mont de Vénus. Bientôt les hanches se développent l'une après l'autre ; les cuisses et les jambes se dégagent insensiblement. Il faut un nouveau travail pour l'expulsion de l'arrière-faix.

33e. D. *Pourquoi en général le travail, dans la seconde position du sommet de la tête, ne se termine-t-il pas aussi promptement et avec autant de facilité, toutes choses égales d'ailleurs, que dans la première position ?*

R. L'obliquité latérale droite de la matrice, plus fréquente que la gauche, et la situation de l'intestin rectum, qui est un peu dévié du côté gauche, rendent plus difficile le mouvement de pivot que fait la tête, empêchent ainsi la face de se tourner librement sur la courbure du sacrum, et retardent un peu l'Accouchement.

34e. D. *Dans la troisième position du sommet de la tête, quelle est celle du fœtus dans la matrice ?*

R. Le sommet se présente à l'orifice de la matrice, la suture sagittale est parallèle au petit diamètre du détroit supérieur, la face est portée vers le sacrum, et l'occiput vers la symphise du pubis : la région postérieure du fœtus répond à la partie antérieure de la matrice, et la région antérieure à la partie postérieure de ce viscère : les genoux sont pliés sur la poitrine, les pieds et les fesses répondent au fond de la matrice.

35e. D. *Quel est le mécanisme de l'Accouchement dans la troisième position du sommet de la tête ?*

R. Lorsque les contractions de la matrice, aidées de celles du diaphragme et des muscles abdominaux, ont fait dilater suffisamment son orifice, l'occiput descend derrière la symphise du pubis, tandis que le menton se relève sur la poitrine de l'enfant ; alors, les membranes se déchirent et les eaux s'écoulent ; la tête s'engage de cette manière, et la face reste toujours dirigée vers le sacrum. A la fin du travail, les bosses pariétales se fixent entre les tubérosités ischiatiques, le menton s'éloigne de la poitrine, l'occiput s'engage sous l'arcade du pubis, dilate la vulve et se relève sous le mont de Vénus, à mesure que le front, les yeux, le nez, la bouche et le menton se développent vers la fourchette et le périnée : lorsque la tête est entièrement dégagée, la face se porte indifféremment vers l'aîne droite ou gauche. De nouvelles contractions font engager les épaules, l'une vers le pubis (la droite ou la gauche, suivant que la face s'est portée à droite ou à gauche), et l'autre vers le sacrum. C'est toujours celle qui est située postérieurement qui se dégage la première : après les épaules, les hanches se développent de la même manière, les cuisses et les jambes se dégagent insensiblement. Il faut un nouveau travail pour expulser l'arrière-faix.

36e. D. *Dans quel cas la troisième position du sommet de la tête peut-elle rendre l'Accouchement difficile et même impossible sans le secours de l'art ?*

R. Lorsque la tête se trouve trop grosse relativement au détroit supérieur, ou lorsque le front s'engage le premier : en descendant de cette manière, l'occiput se renverse sur le dos. (1)

37e. D. *Dans la quatrième position du sommet de la tête, quelle est la situation du fœtus dans la matrice ?*

---

(1) On a indiqué dans la 22me. demande de cette instruction, les moyens de faire engager la tête avec plus de facilité dans le détroit supérieur du bassin.

R. Le sommet se présente à l'orifice de la matrice, la suture sagittale traverse obliquement le petit bassin, la face est portée vers la cavité cotiloïde gauche, et l'occiput vers la symphise sacro-iliaque droite ; la région postérieure du fœtus répond à la partie latérale droite et postérieure de la matrice, et la région antérieure, à la partie latérale gauche et antérieure de ce viscère : les genoux sont pliés sur la poitrine; les pieds et les fesses sont dirigés vers le fond de la matrice.

38e. D. *Quel est le mécanisme de l'Accouchement dans la quatrième position du sommet de la tête ?*

R. Lorsque les contractions de la matrice, aidées de celles du diaphragme et des muscles abdominaux, ont fait dilater suffisamment son orifice, l'occiput descend dans la cavité du petit bassin ; les membranes se déchirent, les eaux s'écoulent, et la tête descend dans la même position jusqu'à ce que le sommet soit parvenu à la partie inférieure de l'os sacrum ; l'occiput se tourne alors vers la courbure de cet os, pendant que la face se dirige vers le pubis. (1) A la fin du travail, on trouve la fontanelle antérieure au milieu de l'arcade du pubis, et la postérieure au-dessus du coccix. Le front s'applique sous l'arcade jusqu'à ce que l'occiput paroisse au bas de la vulve, où il se développe le premier. Il se renverse bientôt vers l'anus de la femme, à mesure que le front, les yeux, le nez, la bouche et le menton se dégagent sous le mont de Vénus. Lorsque la tête est totalement développée, la face se porte le plus ordinairement vers l'aîne gauche : ensuite de nouvelles contractions font engager l'épaule gauche sous le pubis, et la droite vers le sacrum ; celle-ci se développe la première sous le périnée, ensuite la gauche sous le mont de Vénus ; puis viennent les hanches l'une après l'autre, les cuisses et les jambes se dégagent insensiblement. Il faut un nouveau travail pour l'expulsion de l'arrière-faix.

---

(1) On a indiqué à la 23me. demande de cette instruction, les moyens à employer en pareil cas.

39e. D. *Dans la cinquième position du sommet de la tête ; quelle est la situation du fœtus dans la matrice ?*

R. Le sommet se présente à l'orifice de la matrice, la suture sagittale traverse obliquement le petit bassin, la face est portée vers la cavité cotiloïde droite, et l'occiput vers la symphise sacro-iliaque gauche : la région postérieure du fœtus répond à la partie latérale gauche et postérieure de la matrice, et la région antérieure à la partie latérale droite et antérieure de ce viscère : les genoux sont pliés sur la poitrine, les pieds et les fesses dirigés vers le fond de la matrice.

40e. D *Quel est le mécanisme de l'Accouchement dans la cinquième position du sommet de la tête ?*

R. Lorsque les contractions de la matrice, aidées de celles du diaphragme et des muscles abdominaux, ont fait dilater suffisamment son orifice, la tête s'engage, l'occiput plonge dans la cavité du petit bassin, les membranes se déchirent, les eaux s'écoulent, la tête s'engage dans la même position jusqu'à ce que le sommet soit parvenu à la partie inférieure de l'os sacrum, et c'est alors que l'occiput se loge vers la courbure de cet os (1), pendant que la face se tourne vers la symphise du pubis : à la fin du travail, on trouve la fontanelle antérieure au milieu de l'arcade des os pubis, et la postérieure au-dessus du coccix : le front reste appliqué sous l'arcade jusqu'à ce que l'occiput paroisse au bas de la vulve, où il se développe le premier ; il se renverse bientôt vers l'anus de la femme, à mesure que le front, les yeux, le nez, la bouche et le menton se développent sous le mont de Vénus. Lorsque la tête est totalement dégagée, la face se porte le plus ordinairement vers la cuisse droite ; ensuite de nouvelles contractions font engager l'épaule droite sous le pubis, et la gauche vers le sacrum ; celle-ci se développe la première sur le périnée, ensuite la droite sous le mont Vénus, puis viennent les hanches l'une après l'autre : les cuisses et les jambes

(1) On a indiqué à la 24me. demande de cette instruction, les moyens à employer en pareil cas.

se dégagent insensiblement. Il faut un nouveau travail pour expulser l'arrière-faix.

41e. D. *Dans la sixième position du sommet de la tête ; quelle est la situation du fœtus dans la matrice?*

R. Le sommet se présente à l'orifice de la matrice, la suture sagittale est parallèle au petit diamètre du détroit supérieur, la face est portée vers la symphise du pubis, et l'occiput vers le sacrum ; la région postérieure du fœtus correspond à la partie postérieure de la matrice, et sa région antérieure à la partie antérieure de ce viscère : les genoux sont pliés sur la poitrine, les pieds et les fesses sont dirigés vers le fond de la matrice.

42e. D. *Quel est le mécanisme de l'Accouchement dans la sixième position du sommet de la tête?*

R. Lorsque les contractions de la matrice, aidées de celles du diaphragme et des muscles abdominaux, ont fait dilater suffisamment son orifice (1), l'occiput descend dans la cavité du petit bassin, en suivant la courbure du sacrum, pendant que le menton s'applique sur la poitrine : les membranes se déchirent, les eaux s'écoulent ; la tête s'engage de cette manière, la face étant toujours tournée vers la symphise du pubis : à la fin du travail, on trouve la fontanelle antérieure au milieu de l'arcade des os pubis, et la postérieure derrière le coccix ; le front se fixe sous l'arcade, jusqu'à ce que l'occiput paroisse en bas de la vulve, qu'il force à se dilater : l'occiput se développe le premier et se renverse vers l'anus de la mère, à mesure que le front, les yeux, le nez, la bouche et le menton se relèvent sous le mont de Vénus. Lorsque la tête est entièrement dégagée, la face se porte indifféremment vers l'aîne droite ou gauche de la femme : ensuite de nouvelles contractions font engager les deux épaules, l'une vers le pubis (la droite ou la gauche, suivant que la face se tourne à droite ou à gauche), et l'autre vers

(1) On a indiqué dans la 25me. demande de cette instruction, les moyens à employer en pareil cas.

le sacrum : après les épaules, les hanches se développent de la même manière, les cuisses et les jambes se dégagent insensiblement. Il faut un nouveau travail pour expulser l'arrière-faix.

43e. D. *Toutes les fois qu'on voit la face se dégager sous l'arcade du pubis, peut-on assurer que le sommet de la tête s'est présenté à la sixième position au détroit supérieur?*

R. Non ; la sixième position du sommet de la tête étant la plus rare de toutes, si l'on ne touche la femme qu'à la fin du travail, on pourroit conjecturer avec plus de vraisemblance, que le sommet s'est présenté au détroit supérieur dans la quatrième ou dans la cinquième position.

44e. D. *Pourquoi la sixième position du sommet est-elle la plus rare ?*

R. C'est que l'occiput étant arrondi, ainsi que la dernière vertèbre lombaire, il roule facilement vers l'une ou l'autre symphise sacro-iliaque, et alors le sommet se présente dans la quatrième ou dans la cinquième position.

QUATORZIÈME INSTRUCTION.

Du toucher; des précautions qu'on doit prendre pour toucher une femme tant extérieurement qu'intérieurement; de la position la plus avantageuse à donner pour le toucher ; des connoissances qu'on peut acquérir par ce moyen.

1re. Demande. Qu'est-ce *que le toucher?*

Réponse. C'est une opération qui se pratique tant extérieurement qu'intérieurement ; extérieurement, en appliquant une main sur le bas-ventre; intérieurement, en introduisant un ou plusieurs doigts dans le vagin jusqu'au col de la matrice.

2e. D.

2e. D. *Quelle précaution doit-on prendre avant de toucher extérieurement ?*

R. Il faut vuider la vessie et le rectum ; mettre la femme dans une position convenable ; repousser légèrement les intestins en pressant le bas-ventre avec la main.

3e. D. *Quelle précaution faut-il employer pour toucher intérieurement ?*

R. Les ongles doivent être coupés et unis, et le doigt indicateur, enduit de quelque corps gras, doit être introduit avec précaution dans le vagin après avoir écarté les grandes lèvres.

4e. D. *Quelle est la position que l'on doit donner à la femme pour la toucher ?*

R. Cette position varie suivant les circonstances ; mais pour l'ordinaire, on doit faire coucher la femme sur le dos, les cuisses fléchies, écartées, les genoux bien élevés.

5e. D. *Quels sont les cas où l'on ne peut toucher une femme couchée sur le dos ?*

R. C'est lorsque la femme est asthmatique, hydropique, ou qu'elle est tourmentée d'une toux violente, que la position horizontale augmenteroit, alors il faut la toucher debout ; il faut agir de la même manière, pour juger du poids et du volume de la matrice : dans les cas d'obliquités, il faut faire coucher la femme du côté opposé au fond de la matrice.

6e. D. *Que peut-on reconnoître par le toucher extérieur ?*

R. La hauteur du fond de la matrice et son obliquité.

7e. D. *Quelles sont les connoissances que l'on peut acquérir par le toucher intérieur ?*

R. On connoîtra par ce moyen les vices et les maladies des parties dures et molles qui servent à l'Accouchement ; la position de la matrice et ses dépendances ; l'état de grossesse et de vacuité ; si la grossesse est vraie ou fausse ; les différentes époques de la grossesse ; si les douleurs qu'éprouve une femme grosse sont fausses ou si elles mènent à l'Accouchement ; les différens temps du travail, la position de l'enfant, celle de la tête, la position dans laquelle elle se présente à l'orifice de la matrice; et dans ce cas, la marche qu'elle suit en s'engageant dans le petit bassin: enfin, les obstacles qui peuvent s'opposer à l'Accouchement.

8e. D. *Comment le toucher intérieur peut-il faire connoître qu'une femme est enceinte?*

R. C'est qu'il indique les changemens que la matrice éprouve, tant par l'augmentation de son volume que par celui de son poids; changemens qui ne sont sensibles qu'après la première époque de la grossesse.

9e. D. *De quelle manière doit-on procéder pour s'assurer de la grossesse?*

R. Après avoir introduit le doigt indicateur d'une main, on le conduira jusqu'au museau de tanche, que l'on fera ensorte de fixer à l'aide de l'autre main appliquée au-dessus des os pubis; on maintiendra ainsi le fond de la matrice; on pesera à mesure que l'on agitera le museau de tanche, et par ce moyen on sentira un ballotement occasionné par le poids de l'enfant.

10e. D. *Peut-on reconnoître par le ballotement occasionné par le poids de l'enfant, s'il est vivant ou mort?*

R. Le ballotement est toujours le même dans ces deux cas, car l'enfant est absolument passif; son poids seul le fait retomber sur le col de la matrice.

11e. D. *Quels sont les signes qui annoncent qu'un fœtus est vivant?*

R. Les mouvemens distincts qu'il fait sont les seuls signes qui ne peuvent laisser aucun doute.

12e. D. *A quel terme de la grossesse les femmes sentent-elles les mouvemens de leur enfant?*

R. Pour l'ordinaire vers le quatrième mois; il y a des femmes qui le sentent plutôt, d'autres beaucoup plus tard.

13e. D. *A quels signes peut-on connoître qu'une femme est enceinte, n'ayant pas senti les mouvemens du fœtus après quatre mois de grossesse?*

R. A la bonne santé de la mère et au volume gradué de son ventre.

14e. D. *Quels sont les signes qui annoncent la mort de l'enfant dans le sein de la mère?*

R. Il n'en est d'autre pour la première époque de la grossesse, qu'un sentiment de gêne et de pesanteur sur le col de la matrice; si la grossesse est plus avancée, on s'apperçoit que le ventre ne prend plus d'accroissement, les mouvemens de l'enfant cessent; et lorsque la femme se couche sur l'un ou l'autre côté, elle sent un poids qui s'y porte; au lieu d'éprouver des mouvemens partiels dans la matrice, elle en éprouve dans la totalité de ce viscère qu'elle seule peut distinguer.

15e. D. *Comment peut-on connoître que la matrice est saine et dans l'état de vacuité?*

R. La matrice dans ce cas, est totalement logée dans la cavité du petit bassin; le museau de tanche est à la hauteur du doigt; et si la matrice est dans son état naturel, on la trouve légère en la soulevant.

QUINZIÈME INSTRUCTION.

Des caractères qui servent à désigner par le toucher les différentes parties de l'enfant.

1re. Demande. A *quoi reconnoît-on par le toucher, le sommet de la tête, lorsqu'il se présente à l'orifice de la matrice?* (1)

R. A sa rondeur et à sa fermeté, on distinguera l'occiput, les pariétaux, le coronal, les fontanelles, la suture sagittale, la coronale ou la lambdoïde, suivant les différentes positions du sommet.

---

(1) On observe que pour reconnoître parfaitement la partie que l'enfant présente, il faut toujours que les membranes soient déchirées et l'orifice de la matrice assez dilaté.

2e. D. *A quoi reconnoît-on les pieds de l'enfant lorsqu'ils se présentent à l'orifice de la matrice?*

R. Aux doigts qui sont plus courts que ceux de la main, et placés sur la même ligne; en montant, on trouve la plante du pied, le talon et les malléoles.

3e. D. *A quoi reconnoît-on que l'enfant présente les genoux à l'orifice de la matrice?*

R. Aux rotules et aux parties de rapport, qui sont supérieurement la partie inférieure et antérieure de la cuisse, et inférieurement la partie supérieure et antérieure de la jambe.

4e. D. *A quoi reconnoît-on que l'enfant présente les fesses à l'orifice de la matrice?*

R. A une tumeur volumineuse et mollasse, au milieu de laquelle on distingue une ligne profonde, et aux parties de rapport, qui sont supérieurement la partie inférieure de l'os sacrum, et inférieurement les parties de la génération; la sortie du meconium est aussi une grande indication de la position des fesses.

5e. D. *A quoi reconnoît-on que l'enfant présente la face à l'orifice de la matrice?*

R. Au nez, à la bouche, aux orbites, aux pommettes et aux parties de rapport, qui sont supérieurement la racine du nez et le coronal, inférieurement le menton, et latéralement les oreilles.

6e. D. *A quoi reconnoît-on que l'enfant présente la partie antérieure du col à l'orifice de la matrice?*

R. Elle n'a pas de caractère particulier; mais on la reconnoîtra aux parties de rapport, qui sont supérieurement la mâchoire inférieure et le menton, inférieurement la partie supérieure de la poitrine, où l'on distingue les clavicules.

7e. D. *A quoi reconnoît-on que l'enfant présente la poitrine à l'orifice de la matrice?*

R. Par le sternum et par les parties de rapport, qui sont supérieurement les clavicules, inférieurement le cartilage xiphoïde, et latéralement les mamelles.

8e. D. *A quoi reconnoît-on que l'enfant présente le ventre à l'orifice de la matrice* ?

R. A une tumeur large et mollasse, au milieu de laquelle on distingue le cordon ombilical et le nombril, et aux parties de rapport, qui sont supérieurement le rebord inférieur de la poitrine, inférieurement les os pubis, et latéralement la crête des os des îles.

9e. D. *A quoi reconnoît-on que l'enfant présente la partie antérieure et supérieure des cuisses à l'orifice de la matrice* ?

(1) *R*. Aux parties génitales, plus distinctes chez les mâles; à la ligne qui sépare les deux cuisses, et aux parties de rapport, qui sont supérieurement les os pubis et le bas-ventre, inférieurement, la partie antérieure et inférieure des cuisses et les genoux.

10e. D. *A quoi reconnoît-on que l'enfant présente la partie postérieure du col à l'orifice de la matrice* ?

R. Aux vertèbres cervicales et aux parties de rapport, qui sont supérieurement la nuque, inférieurement la partie supérieure des omoplates, et latéralement les angles de la mâchoire inférieure.

11e. D. *A quoi reconnoît-on que l'enfant présente la partie moyenne du dos à l'orifice de la matrice* ?

R. Aux vertèbres dorsales et aux parties de rapport, qui sont supérieurement l'angle inférieur des omoplates, inférieurement les vertèbres lombaires, et latéralement les côtes.

12e. D. *A quoi reconnoît-on que l'enfant présente la partie inférieure du dos à l'orifice de la matrice* ?

R. Aux vertèbres lombaires et aux parties de rapport, qui sont supérieurement les vertèbres dorsales et la partie postérieure des dernières côtes, inférieurement l'os sacrum et l'angle postérieur des os des îles. (2)

---

(1) Il est très-rare de rencontrer cette partie.

(2) Il n'est pas toujours facile de distinguer si l'enfant présente la partie moyenne ou la partie inférieure du dos.

13e. D. *A quoi reconnoît-on que l'enfant présente la partie latérale de la tête à l'orifice de la matrice ?*

R. A l'oreille et aux parties de rapport, qui sont supérieurement la bosse pariétale, inférieurement l'angle de la mâchoire, antérieurement le temporal, et postérieurement une partie de la suture lambdoïde.

14e. D. *A quoi reconnoît-on que l'enfant présente la partie latérale du col à l'orifice de la matrice ?*

R. Elle n'a pas de caractère particulier; mais on la distingue aux parties de rapport, qui sont supérieurement l'angle de la mâchoire et le lobule de l'oreille, inférieurement la partie supérieure de l'épaule, latéralement les parties postérieure et antérieure du col.

15e. D. *A quoi reconnoît-on que l'enfant présente l'épaule à l'orifice de la matrice ?*

R. A sa rondeur, à sa fermeté et aux parties de rapport, qui sont supérieurement la partie latérale du col, inférieurement la partie superieure du bras, antérieurement la clavicule, postérieurement l'angle postérieur de l'omoplate.

16e. D. *A quoi reconnoît-on que le coude se présente à l'orifice de la matrice ?*

R. A l'olécrane, qui forme une éminence assez aiguë, et aux parties de rapport, qui sont supérieurement le bras, et inférieurement l'avant-bras.

17e. D. *A quoi reconnoît-on que la main se présente à l'orifice de la matrice ?*

R. Aux doigts qui sont plus longs que ceux des pieds, et au pouce qui est séparé des autres doigts ; la main est aussi plus applatie que le pied.

18e. D. *A quoi reconnoît-on que l'enfant présente la partie moyenne du côté à l'orifice de la matrice ?*

R. Aux vraies côtes et aux parties de rapport, qui sont supérieurement le dessous de l'aisselle et le bras, inférieurement la hanche, latéralement la partie antérieure de la poitrine et le dos.

19e. D. *A quoi reconnoît-on que l'enfant présente la hanche à l'orifice de la matrice?*

R. A une tumeur dure que forme l'os des îles, et aux parties de rapport, qui sont supérieurement la crête de l'os des îles et les fausses côtes, inférieurement et postérieurement une fesse, latéralement le pli de l'aîne et la partie latérale du ventre. (1)

SEIZIÈME INSTRUCTION.

Des objets qu'on doit se procurer et mettre à sa portée dès le commencement du travail de l'Accouchement; de la situation que l'on doit donner à la femme pour accoucher; et de la manière de rendre plus facile le développement de la tête et des épaules de l'enfant.

1re. Demande. *Quels objets doit-on se procurer avant le travail de l'Accouchement?*

Réponse. De bon bouillon, de la tisane, du vin vieux, quelque sirop (2), du vinaigre, de l'huile et du beurre frais, une seringue, du linge pour changer la mère, le trousseau de l'enfant, les ligatures pour le cordon, des ciseaux à pointes mousses; il faut aussi préparer le lit de misère, veiller à ce que l'air de la chambre soit à une douce température, et n'admettre auprès de la malade que les personnes nécessaires ou qu'elle désirera.

2e. D. *N'a-t-on qu'une même conduite à tenir chez toutes les femmes et dans tous les Accouchemens?*

R. Oui, dans tous ceux qui sont tout-à-fait naturels, à

(1) On n'indique point la manière de manœuvrer les accouchemens ci-dessus désignés, parce que Me. *Coutanceau* en donne la pratique à ses élèves, sur les fantômes inventés par feue Me. *Ducoudrai* sa tante, et qui ont été reçus à l'académie de chirurgie de Paris.

(2) Du sirop de capillaire, d'orgeat ou de vinaigre.

moins que la femme en travail n'éprouve quelques accidens qui exigeroient une position particulière et déterminée.

3e. D. *Quel doit être la situation de la femme dans le travail de l'Accouchement naturel ?*

R. Il faut que la femme soit couchée (on aura le soin de préparer un lit de la manière convenable) à plat sur le dos, le bassin élevé de manière que le coccix puisse céder, les genoux légèrement écartés, les cuisses fléchies, et les pieds ainsi que les genoux fixés par des aides.

4e. D. *Pourquoi faut-il que le bassin soit élevé au moment où l'Accouchement va se terminer ?*

R. C'est afin que le coccix ayant la facilité de se porter en arrière, la tête puisse franchir avec plus de facilité et de promptitude le détroit inférieur et se dégager de la vulve.

5e. D. *Que doit-on faire vers la fin du travail de l'Accouchement naturel ?*

R. On doit humecter la vulve et le périnée, dans l'intervalle des douleurs, avec de l'huile ou du beurre frais ; dans le temps de la douleur, soutenir la fourchette et le périnée avec la paume de la main, et les reculer à mesure que l'occiput se relève sous le mont de Vénus, pendant que de l'autre main on développe avec précaution le front, les yeux, le nez, la bouche et le menton de l'enfant.

6e. D. *Peut-on se permettre après le développement de la tête, de tirer sur cette partie pour faire suivre les épaules ?*

R. Non; on doit soutenir la tête d'une main, et si la contraction de la matrice tarde trop à chasser les épaules, on les dégagera avec précaution.

7e. D. *De quelle manière doit-on s'y prendre pour dégager les épaules, lorsque la contraction de la matrice tarde trop à les expulser ?*

R. On se sert du doigt indicateur de la main droite, lorsque l'épaule gauche porte sur le coccix, et du doigt indicateur de la main gauche, lorsque l'épaule droite est dirigée vers cet os : on conduit ce doigt jusques sous l'aisselle ; on

le

le fléchit en forme de crochet, et on développe ainsi la première épaule qui est située postérieurement; si l'autre ne suivoit pas, on la dégageroit de la même manière, en faisant usage de la main convenable. (1) On dégage ensuite les hanches, en faisant faire un demi-cercle au corps de l'enfant.

DIX-SEPTIÈME INSTRUCTION.

Des soins qu'exige l'enfant d'abord après sa naissance; des signes qui annoncent qu'il est vivant ou mort; du temps et de la manière de faire la ligature du cordon ombilical; de l'emmaillottement; de la nourrice, et des qualités qu'elle doit avoir.

1re. Demande. *Quel est le premier soin qu'on doit avoir après la naissance de l'enfant?*

Réponse. De le poser entre les genoux de la mère, couché sur le côté, le dos tourné vers elle; et s'il respire librement, ce qu'il annonce par ses cris, il faut couper le cordon ombilical à trois ou quatre travers de doigts du nombril; (2) prendre de suite l'enfant avec précaution, lui soutenir la tête, les épaules, le dos, et le donner à un aide qui le recevra dans un linge sec avec les mêmes précautions, le posera sur ses genoux, et le gardera jusqu'à ce qu'on lui ait donné les autres soins nécessaires.

2e. D. *Si l'enfant vient au monde dans un état apoplectique, le visage rouge et gonflé, ne respirant qu'avec peine, quels moyens doit-on employer pour dissiper ces accidens?*

R. Il faut couper sur-le-champ le cordon ombilical, et si le sang ne coule pas ou ne coule que goutte à goutte, pres-

(1) Il vaut encore mieux, s'il n'y a pas d'accident, attendre que les épaules soient chassées par la contraction de ce viscère.

(2) On a expliqué dans la onzième Instruction, cinquième demande, les motifs qui dispensent de faire la ligature aussi-tôt que l'enfant est né.

ser doucement le bas-ventre, ou mettre l'enfant dans un bain d'eau tiède jusqu'à la hauteur des aisselles; on tire en même temps de son gosier les glaires qui peuvent s'y rencontrer; on souffle de l'air dans sa bouche, en ayant soin de lui comprimer le nez; on irrite le dedans de la gorge et des narines avec la barbe d'une plume; on frotte les tempes et les narines avec de l'ail écrasé; on enveloppe les reins et la région du cœur de linges imbibés d'une liqueur spiritueuse, etc.

3e. D. *Si l'enfant vient au monde pâle, les membres flasques, flétris, et dans un état de mort apparente, quels sont les moyens à employer pour le faire revenir à la vie?*

R. Si l'on n'observe aucune pulsation dans le cordon ombilical, il faut également le couper sans en faire la ligature; éloigner l'enfant de la mère, le débarrasser promptement des glaires qu'il peut avoir dans le gosier, souffler de l'air dans la bouche, et y introduire un peu de vin ou quelques gouttes d'une eau spiritueuse, mélangée avec de l'eau commune; frotter les tempes et les narrines avec de l'ail écrasé; introduire dans l'anus de la fumée de carte ou de papier; faire des frictions sur l'estomac et les reins avec des linges chauds; frotter avec une brosse douce la plante des pieds, les lombes et le dedans des mains; mettre l'enfant dans un bain d'eau chaude, unie avec du vin ou du vinaigre: tous ces moyens doivent être alternativement employés, jusqu'à ce que l'enfant ait donné des signes certains de vie ou de mort.

4e. D. *Quels sont les signes qui annoncent que l'enfant est vivant?*

R. Ses cris, l'élévation et l'abaissement de sa poitrine, et les pulsations du cordon ombilical.

5e. D. *A quels signes reconnoît-on la mort de l'enfant nouveau né?*

R. On peut en douter tout autant que son corps conserve de la chaleur; mais si après avoir employé les moyens connus pour le rappeler à la vie, les membres deviennent froids, se roidissent, et si les yeux se vitrent, la mort est certaine.

6e. D. *Doit-on emmaillotter l'enfant aussi-tôt qu'il est né?*

R. Ordinairement on délivre (1) auparavant la mère, et le temps qu'elle passe sur son lit de misère, après l'accouchement et la sortie du placenta, doit être employé à donner à l'enfant les soins nécessaires.

7e. D. *Que doit-on faire avant que d'emmaillotter l'enfant?*

R. Examiner sa tête, voir s'il n'y a ni tumeurs ni fractures; s'assurer qu'aucun de ses membres n'est cassé; observer s'il n'a aucune difformité, si toutes les ouvertures naturelles sont faites, s'il n'a point le filet; s'assurer de son sexe, le nétoyer; faire la ligature du cordon ombilical, et l'envelopper d'une compresse fixée par un bandage de corps.

8e. D. *Comment doit-on se conduire lorsqu'il y a une tumeur à la tête de l'enfant?*

R. Examiner si la tumeur du cuir chevelu est peu considérable, et dans ce cas, la faire dissiper par l'application du vin chaud ou de l'eau marine. (2) Si le sang est épanché sous les tégumens, la sage-femme appèlera un chirurgien.

9e. D. *Quels sont les cas généraux où il faut avoir recours à un chirurgien pour l'enfant nouveau né?*

R. Lorsqu'il y a fracture à la tête, fractures ou luxations à quelques-unes des extrémités; lorsque les ouvertures naturelles sont fermées; lorsque les doigts des mains ou des pieds sont réunis, lorsque l'enfant a quelques excroissances sur une partie quelconque, le filet de la langue trop serré, etc.

10e. D. *Doit-on arrondir la tête de l'enfant avec ses mains, lorsqu'elle est trop alongée, comme cela arrive presque toujours dans les Accouchemens retardés par la grosseur de la tête ou par l'étroitesse du bassin?*

---

(1) On a indiqué dans la dix-huitième instruction la manière de délivrer dans tous les cas.

(2) L'eau avec le sel de cuisine.

R. Il faut bien se garder d'arrondir la tête en la comprimant avec les mains, cette mauvaise pratique pourroit causer la mort de l'enfant : la tête reprend d'elle-même au bout de quelques jours sa forme première et naturelle.

11e. D. *De quoi se sert-on pour faire la ligature du cordon ombilical, et comment faut-il la faire ?*

R. On se sert de trois ou quatre brins de gros fil de six pouces de longueur, noués ensemble à chaque bout et cirés. On fait tenir par un aide l'extrémité coupée du cordon ombilical, on place le fil sur le milieu de la portion restante, on le croise par dessous, et on le serre jusqu'à ce qu'il soit plissé, en ramenant le bout de la ligature en dessus : on fait le nœud du Chirurgien, (1) en ayant soin de laisser une anse. On relève par dessus la ligature le bout du cordon qui est tombant, et on le fixe sur celui qui est au-dessous par le moyen d'une seconde ligature, faite de la même manière que la première.

12e. D. *Pourquoi peut-on ordinairement se dispenser de faire la ligature du cordon aussi-tôt après l'avoir coupé?*

R. Si l'enfant respire librement, elle devient inutile jusqu'au moment où l'on veut l'emmaillotter, parce que la circulation s'arrêtant dans les artères et veines ombilicales, il n'en sort que quelques gouttes de sang après la section du cordon, ce qui ne peut faire craindre une hémorragie.

13e. D. *Si l'enfant n'a pas respiré ou ne respire qu'avec peine, faut-il couper le cordon avant d'en avoir fait la ligature ?*

R. Non, car le sang continuant de passer par les vaisseaux ombilicaux, pourroit faire périr l'enfant d'hémorragie: néanmoins il faudroit couper le cordon avant de l'avoir lié, dans le cas où la difficulté de la respiration dépendroit de l'abondance du sang.

14e. D. *Ne faut-il pas quelquefois dénouer le cordon ombilical pour laisser couler le sang ?*

---

(1) Il consiste à passer le fil deux fois dans la même anse.

R. Si l'enfant est sanguin, si son visage rougit tout à coup, s'il pousse des cris aigus ou s'il paroît suffoqué, on lache alors la ligature, et l'on tient l'enfant démaillotté pour faire couler un peu le sang.

15e. D. *Quand le cordon est rompu ou s'est déchiré vers le nombril, que doit-on faire?*

R. Poser le pouce sur l'anneau de l'ombilic afin d'arrêter l'hémorragie, se procurer des toiles d'araignées, du linge brûlé ou de l'agaric, et l'appliquer sur la plaie; mettre ensuite des compresses graduées, (1) fixées par un bandage de corps un peu serré.

16e. D. *Si le sang s'épanchoit par le cordon rompu au nombril, après avoir employé les moyens propres à l'arrêter, que faudroit-il faire?*

R. On appliqueroit la pomme de la main sur tout l'appareil assez fortement, pour empêcher une plus grande effusion de sang, et on enverroit promptement chercher un chirurgien.

17e. D. *Comment faut-il nétoyer l'enfant nouveau né?*

R. Si son corps est recouvert d'une humeur grasse, comme cela arrive souvent, on se sert pour la détacher de beurre, d'huile ou d'eau tiède avec un peu de vin; on enlève ensuite cette humeur grasse de dessus le corps de l'enfant, sur-tout des aisselles et des parties de la génération, et on l'essuie avec un linge très-sec et très-fin.

18e. D. *Comment doit-on emmaillotter l'enfant nouveau né?*

R. Il faut lui couvrir la tête d'un béguin de toile et d'un bonnet de coton, lui passer une chemise courte et une brassière de futaine ou de laine, et laisser les bras dehors; placer ensuite sous les reins et les omoplates un drapeau de toile et un lange de molleton ou de laine, dont on fixe les bouts sur les côtes avec des liens de préférence aux épingles, et

(1) C'est-à-dire de différentes grandeurs, en observant de mettre la plus petite la première, et ainsi de suite jusqu'au nombre de quatre.

replier sur les jambes et sur les cuisses la partie du drapeau et du lange qui excède la longueur du corps de l'enfant.

19e. D. *N'est-il pas nécessaire lorsque l'enfant est emmaillotté de le serrer avec des bandes ?*

R. Il faut bien éviter au contraire d'employer cette méthode, car elle peut faire périr l'enfant, ou le rendre malade ou languissant dès son bas âge.

20e. D. *Où doit-on mettre l'enfant quand il est emmaillotté?*

R. Dans son berceau, et l'y coucher sur le côté afin qu'il rende ses glaires avec plus de facilité. Le berceau doit être placé de manière que l'enfant ait constamment le jour en face ; cette précaution empêche qu'il ne devienne louche.

21e. D. *Doit-on donner quelque chose à l'enfant avant qu'il prenne le sein ?*

R. Si la mère ne peut pas le nourrir, il faut lui donner quelques cuillerées d'eau sucrée ou miellée, pour faciliter la sortie du méconium ; mais si elle le nourrit cette précaution est inutile. S'il tardoit trop à s'évacuer, on lui feroit prendre un peu de sirop de chicorée ou de fleurs de pêcher.

22e. D. *Si l'on appercevoit aux parties de la génération de l'enfant, des boutons blancs et purulens, qu'en devroit-on conclure ?*

R. Que l'enfant et la mère sont attaqués d'un vice vénérien; dans ce cas il ne faudroit pas les éloigner l'un de l'autre, afin que le traitement fait à la mère pendant l'allaitement, pût en même-temps guérir son enfant.

23e. D. *Qu'arriveroit-il en donnant à nourrir à une nourrice étrangère un enfant atteint d'un vice vénérien ?*

R. L'enfant communiqueroit bientôt par la succion le germe de la maladie à sa nourrice, qui s'en appercevroit par des boutons blancs autour du mamellon, et par l'engorgement des glandes des aisselles.

24e. D. *Comment connoîtra-t-on qu'une nourrice attaquée d'un vice quelconque, la communiqué à son nourrisson?*

R. Par les aphtes qui surviennent à la bouche de l'enfant

au bout de quelques jours, et par l'engorgement des glandes du col et des aisselles.

25e. D. *Dans le cas où la mère ne pourroit pas allaiter son enfant, comment faudroit-il le nourrir?*

R. On ne peut alors employer de meilleurs moyens que le lait de vache, de chèvre ou d'ânesse.

26e. D. *Ne peut-on pas prendre le mal vénérien en accouchant une femme qui en est attaquée?*

R. Oui, si la maladie étoit très-grave, si l'on touchoit la femme sans avoir le doigt enduit de quelques corps gras, sur-tout s'il étoit dépouillé de son épiderme en quelque partie, par une blessure même très-legère. Lorsqu'on a lieu de suspecter cette maladie, il faut, pour s'en préserver, accoucher avec des gands de peau.

27e. D. *Quelles qualités doit avoir une bonne nourrice, et quelle est celle qu'on doit préférer?*

R. La mère est presque toujours la nourrice qui convient le mieux à son enfant; mais à son défaut, on donnera la préférence à celle dont le lait sera le plus nouveau, abondant, doux, d'un beau blanc, ni trop clair ni trop épais, dont les mamelles seront d'une moyenne grosseur, parsemées de veines bleues, et les mamellons ni trop gros ni trop petits : de plus, la nourrice doit être saine et bien portante, avoir les dents belles, être âgée de vingt à trente-cinq ans, d'une humeur douce et gaie, propre et domiciliée dans un bon air.

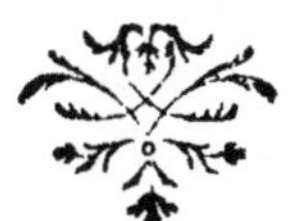

DIX-HUITIÈME INSTRUCTION.

Des observations que l'on doit faire avant de délivrer la femme ; de la manière de délivrer, tant dans les cas ordinaires que lorsque le cordon ombilical est rompu ; lorsque le placenta est retenu par une contraction du col de la matrice ; qu'il est adhérant ou chatonné ; lorsque la femme est accouchée de jumeaux, ou quelle a fait une fausse couche.

1re. Demande. Q*ue doit-on observer avant de délivrer la femme ?*

Réponse. Si la matrice a pris son ressort, et pour cet effet passer une main au-dessus du pubis pour s'assurer qu'il existe dans la région hypogastrique une tumeur dure et arrondie ; si la femme éprouve des coliques et si le sang coule, on juge que le placenta est décollé en tout ou en partie, et qu'il est temps de l'extraire.

2e. D. *Comment doit-on délivrer dans les cas ordinaires ?*

R. Lorsque le moment favorable est venu, l'on saisit le cordon ombilical d'une main garnie de linge, on l'amène doucement vers soi, en le balançant de haut en bas et de droit à gauche : lorsque par ce moyen le placenta est parvenu à l'orifice du vagin, on ne tire plus sur le cordon, mais d'une main on soutient la vulve, et de l'autre on saisit par un de ses bords le placenta, que l'on roule sur lui-même et que l'on extrait : après sa sortie, on continue de faire éprouver une torsion aux membranes pour éviter leur déchirement. On examine ensuite si l'arrière-faix est entier.

3e. D. *Que faut-il faire lorsqu'on éprouve de la résistance en tirant le cordon, et lorsqu'en le suivant on ne trouve le placenta ni dans le vagin ni sur le col de la matrice ?*

R. Attendre s'il n'y a aucun accident, et faire de légères frictions sur le bas-ventre. (1)

4e. D. *Lorsque le placenta est retenu par une contraction subite du col de la matrice, que faut-il faire?*

R. Attendre le relâchement du col de la matrice; car dans l'Accouchement à terme, ces sortes de contractions ne durent pas long-temps, et l'arrière-faix tombe bientôt dans le vagin.

5e. D. *Quelle est la manière d'extraire le placenta lorsque le cordon ombilical est rompu?*

R. S'il n'y a point d'autre accident, on laisse agir la nature; les seules contractions de la matrice expulsent le placenta, et on facilite sa sortie lorsqu'il est parvenu dans le vagin.

6e. D. *Quel accident peut-on occasionner, lorsqu'on tire avec violence sur le cordon ombilical?*

R. On peut rompre le cordon s'il est faible, et s'il est fort, décoller subitement le placenta, ou en déchirer une portion, ainsi que les membranes et les vaisseaux de la matrice. On peut aussi occasionner le renversement de ce viscère s'il n'a pas bien repris son ressort. (2)

7e. D. *Quelles sont les circonstances où l'on est obligé de délivrer promptement la femme?*

R. Dans les cas de perte de sang apparente ou interne, d'évanouissement considérable, de convulsions, d'inertie de la matrice accompagnée d'hémorragie.

8e. D. *Dans quelles circonstances doit-on différer de délivrer?*

R. Dans les cas d'inertie de la matrice sans hémorragie, de trop forte adhérence ou du chatonnement du placenta.

9e. D. *Comment doit-on s'y prendre pour aller chercher le placenta dans la matrice?*

---

(1) On peut faire quelques légères tentatives, en tirant le cordon, s'il est assez fort pour les permettre, en le faisant rouler entre le doigt indicateur et celui du milieu, appliqués au côté opposé à l'attache du placenta.

(2) On a indiqué dans la 20me. instruction, les moyens de remédier à ces divers accidens.

R. On assujettit extérieurement le fond de la matrice; on dilate l'orifice du vagin, et successivement celui de la matrice; (1) alors, en suivant le trajet du cordon, et appliquant le dedans de la main sur la partie vasculeuse du placenta, on en cherche la portion décollée, et on achève de le décoller en entier, en passant la main entre cette portion et la matrice, le dos de la main tourné vers la face interne de ce viscère. L'on ne doit tirer le placenta que lorsqu'on sent qu'il a totalement perdu son adhérence, et on le roule sur lui-même pour faciliter sa sortie.

10e. D. *Que faut-il faire lorsque le placenta est si fortement adhérent à la matrice, que l'on ne peut l'en séparer?*

R. Le laisser, et attendre un moment plus favorable à son extraction, pourvu qu'il n'y ait point de perte de sang; mais lorsqu'il y a perte de sang, comme elle vient du défaut d'adhérence de quelque portion du placenta, on déchire alors cette portion, on l'entraine et on tamponne (2) la partie de la matrice qu'elle occupoit. (3)

11e. D. *Que doit-on faire dans le cas d'adhérence trop forte du placenta à la matrice?*

R. Quand la perte aura cessé, on fera de fréquentes injections dans la matrice avec des décoctions émolientes; (4) on prescrira des fomentations sur le bas-ventre et des lavemens, et on abandonnera l'expulsion du placenta aux seules forces de la nature, plutôt que de risquer d'occasionner une inflammation ou un déchirement de la matrice en le décollant avec force.

---

(1) Cette opération se fait en introduisant tous les doigts d'une main les uns après les autres, et en les écartant ensuite en forme de cercle, jusqu'à ce qu'on puisse introduire la totalité de la main.

(2) Le tampon est fait avec des morceaux de linge ou de filasse, imbibés d'oxycrat, c'est-à-dire d'eau et de vinaigre, ou même de vinaigre pur.

(3) Dans ce cas on aura recours à un Accoucheur.

(4) Ces décoctions seront faites avec des mauves, la racine de guimauve, ou la graine de lin.

12e. D. *Dans quel cas peut-il y avoir une grande étendue de placenta décollée, sans perte apparente?*

R. Lorsque tous les bords du placenta sont parfaitement adhérens à la matrice, et que son centre seul est décollé; le sang est alors retenu entre le corps du placenta et la face interne de la matrice, et ne peut s'épancher au dehors.

13e. D. *Qu'est-ce qui peut occasionner le décollement du placenta par son centre seulement?*

R. L'adhérence du placenta plus forte par les bords que dans son centre, ou le tiraillement fait sur le cordon ombilical, attaché dans cette partie.

14e. D. *Lorsque le placenta adhère par tous ses bords à la matrice, comment doit-on s'y prendre pour le décoller?*

R. Il faut essayer de décoller celui de ses bords qui offre le moins de difficultés, et si on n'y pouvoit réussir, on perceroit le centre du placenta pour faire parvenir la main jusqu'à ses bords, et les décoller successivement.

15e. D. *Par quels moyens peut-on savoir s'il est resté quelques portions de placenta dans la matrice?*

R. Après avoir délivré la femme, il faut toujours faire l'examen du placenta, et par là on s'assure s'il en est resté quelque portion dans la matrice, ou s'il est sorti en entier.

16e. D. *Lorsque le placenta a été extrait par morceaux, que doit-on faire pour s'assurer qu'il n'en reste plus dans la matrice?*

R. On en rapproche tous les morceaux qui ont été extraits.

17e. D. *Quoique le placenta paroisse entier, n'est-il pas possible qu'il en soit resté quelque portion dans la matrice?*

R. Ce sont alors des cotylédons qu'on n'apperçoit pas, et qu'on ne peut reconnoître qu'en portant la main dans la matrice.

18e. D. *Que faut-il faire lorsqu'une portion de placenta est restée dans la matrice?*

R. Dès qu'on a extrait le placenta, il faut introduire la

main pour enlever la portion qui est restée dans la matrice; sur-tout si l'hémorragie est considérable.

19e. D. *Dans quels cas peut-on se dispenser d'extraire une portion du placenta qui seroit restée dans la matrice ?*

R. C'est lorsque la perte est nulle ou peu considérable, et qu'il y a de la difficulté à pénétrer dans la matrice ; alors les injections émolientes peuvent, en relachant le col de la matrice, favoriser la sortie de cette portion de placenta, si elle a perdu son adhérence.

20e. D. *Qu'entend-on par placenta chatonné ou enkysté ?*

R. On dit que le placenta est chatonné ou enkysté, lorsqu'il est comme renfermé dans une espèce de poche, distincte de la cavité principale de la matrice.

21e. D. *Qu'est-ce qui peut donner lieu au chatonnement du placenta ?*

R. La contraction irrégulière et permanente de la matrice, aussi-tôt après la sortie de l'enfant, qui occasionne un étranglement dans la cavité de ce viscère et y forme une poche particulière.

22e. D. *Comment reconnoît-on que le placenta est chatonné ou enkisté ?*

R. Lorsqu'ayant introduit la main dans la matrice, où ne trouvant point le placenta dans sa cavité, on y observe une espèce d'orifice, qui est celui de la poche qui contient le placenta ; cette espèce d'orifice est plus aisée à découvrir lorsque le cordon ombilical n'est pas rompu, parce qu'il y conduit directement.

23e. D. *Comment doit-on délivrer lorsque le placenta est chatonné ?*

R. Si la nature ne surmonte pas d'elle-même cette difficulté, après avoir introduit la main dans la matrice, on cherche l'ouverture de la poche ou du chaton, on la dilate avec précaution ; et après y avoir pénétré, on enlève le placenta, s'il est détaché ; et s'il ne l'est pas, on le détache d'abord et ensuite on l'extrait.

24e. D. *Que faudroit-il faire s'il y avoit une perte considérable, et que l'on ne pût dilater l'orifice du chaton contenant le placenta ?*

R. On appliqueroit un tampon jusqu'à l'orifice du chaton, et on attendroit un moment plus favorable pour faire la dilatation.

25e. D. *De quels moyens peut-on se servir pour dilater plus promptement l'orifice du chaton dans le cas où il est urgent de délivrer la femme ?*

R. Il faut presser extérieurement d'une main le fond de la matrice, et principalement la partie de ce viscère qui renferme le placenta, pendant que l'on introduit successivement les doigts de l'autre main pour dilater l'orifice du chaton. Ces deux mouvemens doivent être faits ensemble.

26e. D. *A quel signe peut-on reconnoître extérieurement le chatonnement du placenta ?*

R. La partie du fond de la matrice où il est renfermé est plus élevée, et ne présente pas une surface arrondie. (1)

27e. D. *Quelles précautions doit-on prendre quand on a extrait un placenta chatonné ?*

R. Après la sortie du placenta, on doit introduire de nouveau la main dans la matrice, dilater l'entrée du chaton, et faire par ce moyen contracter la matrice le plus régulièrement possible.

28e. D. *Comment doit-on délivrer après la sortie des jumeaux ?*

R. Il faut attendre que les deux enfans soient sortis, et lorsque le temps de délivrer est venu, on tire en même temps sut les deux cordons, comme s'il n'y avoit qu'un seul enfant ; si l'on sent de la résistance de la part d'un des cordons, on continue de tirer sur l'autre jusqu'à ce qu'on ait fait l'extraction du placenta. Quand il est sorti, on examine avec soin

(1) Lorsque la contraction de la matrice se fait régulièrement, on remarque au bas-ventre une tumeur arrondie dans son fond plus ou moins profonde, et qui diminue sensiblement vers son col.

s'il est commun aux deux enfans ; dans le cas contraire, on extrairoit les deux placenta l'un après l'autre.

29e. D. *A quels signes reconnoît-on, après l'extraction d'un placenta, qu'il est commmn à deux enfans ?*

R. Par l'attache des deux cordons ombilicaux, ou à son centre, ou à ses bords.

30e. D. *Pourquoi ne doit-on délivrer, dans les cas où il y a deux enfans, qu'après la sortie de tous les deux ?*

R. C'est que le plus souvent il n'y a qu'un seul placenta pour deux et même trois enfans, et qu'il arriveroit des accidens fâcheux pour le second et le troisième, et même pour la mère, si on la délivroit d'abord après la naissance du premier.

31e. D. *Quel accident devroit-on craindre si l'on délivroit la mère après la sortie du premier enfant, dans le cas où il y en auroit un second et même un troisième ?*

R. Si le placenta étoit commun aux jumeaux, l'accident le plus funeste seroit une hémorragie occasionnée par son décolement prématuré.

32e. D. *Dans quels cas peut-on délivrer après la sortie du premier enfant ?*

R. Lorsqu'on trouve sur l'orifice de la matrice le placenta qui empêche de s'assurer de la position du second.

33e. D. *A quels signes connoît-on après la sortie d'un enfant, qu'il y en a un autre dans la matrice ?*

R. Au volume de la matrice, qui est beaucoup plus considérable que celui qu'elle a ordinairement lorsqu'elle ne contient qu'un arrière-faix.

34e. D. *Comment s'assure-t-on du volume de la matrice avant de délivrer ?*

R. En passant la main sur le bas-ventre, et en le comprimant légèrement.

35e. D. *N'y a-t-il pas un moyen certain de reconnoître la présence de plusieurs enfans après la sortie du premier ?*

R. Le plus assuré est d'introduire la main dans le col de la matrice.

36e. D. *Dans le cas de fausses couches, est-il plus difficile ou plus facile de délivrer que dans un Accouchement à terme ?*

R. Moins la femme est avancée dans la grossesse, plus la délivrance est difficile, si elle ne s'opère pas d'elle-même.

37e. D. *Pourquoi la délivrance est-elle plus difficile lorsque la femme est moins avancée dans sa grossesse ?*

R. C'est que dans les premiers mois on ne peut ni tirer sur le cordon ombilical trop foible, ni introduire la main dans la matrice.

38e. D. *Comment la délivrance s'opère-t-elle ordinairement, à la première époque de la grossesse ?*

R. Le plus souvent tout le produit de la conception sort à la fois.

39e. D. *Que faut-il faire à la première époque de la grossesse, si tout le produit de la conceptionne sort pas à la fois ?*

R. Attendre l'expulsion du placenta qui peut se faire d'elle-même plutôt ou plus tard, sans qu'il en résulte aucun accident.

40e. D. *Comment doit-on aider la sortie du placenta à la première époque de la grossesse ?*

R. On fera des frictions sur le bas-ventre de la femme ; on introduira le doigt indicateur dans l'orifice de la matrice pour faire en sorte d'entraîner en entier le placenta, s'il est tombé sur le col.

41e. D. *Ne doit-on pas craindre à la première époque de la grossesse, de déchirer le placenta, lorsqu'il est tombé sur l'orifice de la matrice en essayant de l'extraire avec le doigt ?*

R. Pour éviter cet inconvénient, lorsqu'on a lieu de le craindre, il faut bien se garder de tenter l'extraction du placenta ; cette masse spongieuse entretient la dilatation du col de la matrice qui l'expulse à la fin.

42e. D. *S'il survient une hémorragie considérable à raison du séjour du placenta dans la matrice, à la suite d'une fausse couche, que faut-il faire ?*

R. Si on ne peut extraire la totalité du placenta, on tamponne le col de la matrice et le vagin, et on applique sur le bas-ventre des serviettes imbibées de vinaigre.

43e. D. *Lorsque l'orifice de la matrice est tamponné, comment l'arrière-faix peut-il être expulsé ?*

R. Le tampon ne s'oppose point à l'expulsion de l'arrière-faix, au contraire, il l'accèlere en donnant de l'énergie et de l'action à la matrice.

44e. D. *Quels sont les signes de la putréfaction du placenta dans la matrice ?*

R. Le long séjour qu'il y fait, et sur-tout l'écoulement d'une sanie d'odeur putride, ressemblant, par sa couleur et sa consistance, à de la lie de vin ou à du marc de café.

45e. D. *Que doit-on faire lorsque le placenta se putréfie dans la matrice ?*

R. Il faut faire des injections d'abord anti-septiques, ensuite détersives (1) ; et s'il survient des accidens tels que la fièvre ou l'inflammation de la matrice, alors on appèle un Chirurgien.

DIX-NEUVIÈME INSTRUCTION.

Des soins à donner à l'accouchée lorsqu'elle est délivrée ; de ses vêtemens ; de la préparation de son lit ; du régime qu'elle doit observer ; des tranchées ; des lochies ; de leur suppression ; de la fièvre de lait et de la fièvre puerpérale.

1re. Demande. Q*UELS soins doit-on avoir pour une femme qui vient d'être délivrée ?*

Réponse. Il faut introduire un doigt dans l'orifice de la matrice

(1) Ces injections anti-septiques doivent être faites avec les décoctions d'absinthe ou de quinquina, etc. et les détersives avec l'orge et le miel.

matrice pour s'assurer que le fond n'en est pas tombé sur le col ; frictionner le bas-ventre ; passer autour une serviette, serrée avec précaution ; appliquer un chauffoir sur la vulve ; faire allonger les jambes et rapprocher les cuisses ; garantir la femme du froid, en la couvrant modérement ; lui donner un bouillon, et ne la transporter dans son lit que lorsque ses forces le permettront ; il faut aussi recommander le silence à l'accouchée, lui défendre les mouvemens violens du corps, et éviter qu'elle n'éprouve de fortes affections de l'ame : si elle s'endort, prendre garde que le sang ne coule pas avec trop d'abondance et qu'elle ne s'affoiblisse pas (1).

2e. D. *Quel est l'habillement qui convient à une femme nouvellement accouchée ?*

R. Elle doit être vêtue comme elle l'est ordinairement, ayant toujours égard à la saison. On appliquera sur ses mamelles une serviette douce pliée en quatre, qui sera maintenue par un manteau de lit ; lorsque la malade sera changée de linge (2), on la transportera dans son lit, préparé d'une manière convenable (3), et on la tiendra dans un état de propreté habituel, autant qu'il sera possible.

3e. D. *Comment doit être préparé le lit d'une nouvelle accouchée ?*

R. Il doit être plus élevé vers la tête que vers les pieds ; le matelas de dessus doit être couvert d'un drap plié en quatre, et d'un autre dans toute sa longueur ; au milieu de celui-ci, dans l'endroit où la malade doit reposer, sera un troisième drap plié en plusieurs doubles et roulé par un de ses bouts, afin que l'accouchée soit bien sèchement (4) et proprement

(1) Ce qu'on reconnoîtroit à l'état du pouls, à la pâleur des joues et des lèvres.

(2) Il doit être bien sec et point chaud, crainte de déterminer une perte.

(3) Où elle se tiendra sur le dos environ 24 heures.

(4) Il vaut encore mieux la changer souvent de draps, ainsi cette précaution n'est que de pure économie.

(1) ; le lit arrangé de cette manière, sera bassiné et ensuite découvert un instant, pour éviter la trop grande chaleur.

4e. D. *Quel doit être le régime d'une femme nouvellement accouchée, après un travail facile et qui n'a été suivi d'aucun accident ?*

R. Si elle est nourrice, on lui accorde plus de nourriture, de la soupe aux herbes ou au bouillon gras, des panades, des crêmes de riz, des croûtes de pain avec de la confiture, jusqu'après la fièvre de lait ; alors du poisson, de la volaille, etc. ; la boisson ordinaire sera de la tisane ou de l'eau sucrée, et pendant le repas de l'eau avec du vin : on éloignera d'elle toute espèce d'odeur agréable ou mauvaise ; on aura soin de renouveller l'air de sa chambre, et on ne lui laissera voir les premiers jours que les personnes nécessaires. Ce n'est qu'au bout du neuvième jour qu'une nouvelle accouchée peut se tenir debout sans inconvénient, et elle ne doit sortir qu'après le quinzième, encore faut-il avoir égard à ses forces et à la saison.

5e. D. *Quel sont les moyens propres à remédier à l'inflammation et au déchirement des parties génitales ?*

R. Il faut laver plusieurs fois par jour les parties de la génération, avec une décoction tiéde de racines de guimauve, ou avec du lait ; on y substituera ensuite l'infusion de fleurs de sureau et de camomille, ou du vin un peu miellé. S'il y avoit déchirement, on tiendroit les lambeaux de la plaie rapprochés (2).

6e. D. *Quelles sont les causes des coliques après l'Accouchement ?*

R. Elles peuvent venir de l'engorgement des parois de la matrice, de spasme, de rots utérins, de caillots de sang ou de quelques portions de placenta ou de membranes, retenus dans la matrice.

---

(1) C'est-à-dire qu'on lavera, au moins une fois par jour, les parties externes de la génération, avec des décoctions émolientes, et on ne laissera aucun linge de couche dans la chambre.

(2) Par un bandage.

7e. D. *Quels moyens peut-on employer pour calmer les tranchées auxquelles les femmes sont plus sujettes lorsqu'elles ont eu plusieurs enfans ?*

R. Des frictions sur le bas-ventre, des fomentations émolientes, des cataplasmes et des lavemens émoliens; pour boisson, une légère infusion de tilleul. Si les tranchées sont extrêmement vives, on prescrira une potion calmante. (1)

8e. D. *Dans quel cas faut-il dilater l'orifice de la matrice dans les suites de couches ?*

R. Lorsqu'il survient un état spasmodique avec des coliques violentes, et que le ventre prend subitement de l'accroissement, ce qui fait soupçonner qu'il y a quelques caillots de sang sur l'orifice de la matrice ou quelques portions de placenta.

9e. D. *Quelle information doit-on prendre lorsque l'on va visiter l'accouchée ?*

R. On doit s'informer si les lochies coulent, et s'en assurer en examinant les chauffoirs, si le ventre est douloureux et s'il est libre (2); tâter le pouls pour voir s'il y a de la fièvre.

10e. D. *Qu'est-ce que les lochies ?*

R. C'est un dégorgement de sang qui se fait par la vulve, à la suite des couches, et qui, après vingt-quatre heures environ, devient séreux et blanchâtre : sa durée et sa quantité varient suivant les différens sujets.

11e. D. *Que doit faire la sage-femme quand les lochies s'arrêtent subitement peu après l'Accouchement, et si cette suppression est accompagnée de fièvre ?*

R. Appeler un médecin, et en attendant faire sur le bas-ventre des fomentations émolientes et donner des lavemens de même nature; faire prendre des boissons rafraîchissantes, comme l'eau de poulet ou le petit-lait. Il est des cas où il

(1) Eau d'armoise trois onces, de fleurs d'orange une once, sirop de diacode demi-once; on donnera cette potion par cuillerées de deux en deux heures.

(2) S'il ne l'est pas faire prendre des lavemens émoliens.

convient de prescrire des pédiluves (1) chauds, et des demi-bains faits avec une décoction émoliente.

12e. D. *Quels sont les cas en général où les suites de couches exigent les soins d'un médecin?*

R. Toutes les fois que la femme est accouchée, ayant d'avance la fièvre, ou lorsqu'elle se déclare en même-temps que l'Accouchement, et qu'elle continue après celle qu'on nomme fièvre de lait. La fièvre est le symptôme d'une infinité de maladies dangereuses auxquelles sont sujettes les femmes après l'Accouchement même le plus heureux.

13e. D. *A quels symptômes distingue-t-on la fièvre de lait de toute autre?*

R. Elle se déclare pour l'ordinaire du troisième au quatrième jour de l'Accouchement; alors les lochies diminuent, les mamelles gonflent et durcissent. Cette fièvre, qui est plus ou moins forte, dure à peu près vingt-quatre heures, et finit insensiblement par une sueur plus ou moins abondante, et d'une odeur très-aigre.

14e. D. *Que doit-on prescrire pendant la fièvre de lait?*

R. La diète et une boisson abondante, un peu chaude, pour soutenir la transpiration.

15e. D. *Les femmes nouvellement accouchées ne sont-elles pas quelquefois attaquées d'une autre espèce de fièvre que les sages-femmes doivent connoître?*

R. Elles sont sujettes à une fièvre qu'on nomme puerpérale.

16e. D. *A quels symptômes reconnoît-on la fièvre puerpérale?*

R. Elle se déclare pour l'ordinaire le troisième jour après l'Accouchement, quelquefois plutôt, même dès les premières heures de l'Accouchement; un frisson plus ou moins violent se manifeste, le pouls devient petit, concentré, un peu accéléré; le sein s'aplatit, le ventre se gonfle, devient excessivement douloureux au plus léger attouchement, et particulièrement vers la région de la matrice; les lochies ne

(1) Bains des pieds.

coulent que faiblement ; il survient aussi quelquefois de légères envies de vomir, des vomissemens même, un dévoiement laiteux et très-fœtide.

17e. D. *Quels remèdes doit employer la sage-femme dans les cas de fièvre puerpérale, si elle ne peut avoir les secours d'un médecin ?*

R. Elle doit donner l'ipecacuanha, à la dose de vingt grains en deux prises, à demi-heure ou une heure d'intervalle, et faire abondamment boire de l'eau tiède pendant l'effet de ce remède ; purger le lendemain ou revenir au vomitif, suivant l'état de la langue et de l'estomac, et tenir la malade à la diète la plus sévère, aux bouillons d'herbes légèrement nourrissans, ou aux crêmes de riz et d'orge ; après avoir bien évacué, il faut employer les remèdes propres à donner du ton et à augmenter les forces, tels que les amers et sur-tout le quinquina. (1)

VINGTIÈME INSTRUCTION.

Des causes qui peuvent rendre l'Accouchement laborieux ou contre nature, tant de la part de la mère que de l'enfant ou de l'arrière-faix, et des moyens d'y remédier.

1re. Demande. *COMMENT divise-t-on les causes qui peuvent retarder l'Accouchement dans la position naturelle de l'enfant, et le rendre laborieux ou contre nature ?*

Réponse. On les distingue en causes légères et en graves, dépendantes de la mère ou de l'enfant, ou de l'arrière-faix.

2e. D. *Quelles sont les causes légères dépendantes de la mère qui peuvent retarder l'Accouchement, et auxquelles une sage-femme peut remédier ?*

---

(1) La fièvre puerpérale dépend le plus souvent d'un état humoral et putride.

R. Ce sont celles qui proviennent de la mauvaise situation de la femme en travail ; des matières retenues dans l'intestin rectum ; de la rétention d'urine, dûe à la pression de la tête du fœtus ; de la cessation ou du ralentissement du travail ; de la rigidité du col de la matrice ; de la contraction de son orifice sur le col de l'enfant ; de l'obliquité de ce viscère ; de sa descente ou de celle du vagin.

3e. D. *Quelles sont les causes graves dépendantes de la mère, qui rendent l'Accouchement laborieux, quelquefois même contre nature, et qui exigent les secours d'un accoucheur ?*

R. Ce sont les vices de conformation du bassin ; les maladies des parties molles de la génération ; une pierre qui seroit retenue dans le col de la vessie ; quelque hernie menaçant d'étranglement pendant les efforts du travail ; un saignement de nez considérable ; un crachement de sang abondant ; une hémorragie de matrice apparente ou cachée ; des syncopes fréquentes, des convulsions ; la rupture de la matrice, son renversement après la sortie de l'enfant ; les conceptions extrà-utérines.

4e. D. *Quelles sont les causes légères, dépendantes de l'enfant, qui peuvent rendre l'Accouchement laborieux et auxquelles une sage-femme peut remédier ?*

R. La tête de l'enfant peut être un peu trop grosse relativement au bassin ; elle peut se présenter dans une position défavorable, ou la prendre en descendant dans le petit bassin ; une main ou un pied peuvent se présenter avec la tête, ainsi que quelques parties d'un second enfant ; les épaules du fœtus peuvent être trop grossesou mal placées dans le petit bassin.

5e. D. *Quelles sont les causes graves dépendantes de l'enfant qui peuvent rendre l'Accouchement laborieux ou contre nature, et qui exigent les secours d'un accoucheur ?*

R. C'est lorsque la tête est enclavée, lorsqu'il y a hydrocéphale, hydropisie de poitrine ou de bas-ventre, des tumeurs considérables sur quelques parties du corps, lorsque le fœtus est putréfié, décolé, ou qu'il y a quelque monstruosité.

6e. D. *Quelles sont les causes légères dépendantes de l'arrière-faix, qui rendent l'Accouchement laborieux, et auxquelles une sage-femme peut remédier ?*

R. C'est lorsque le placenta est attaché par un de ses bords à l'orifice de la matrice; lorsque le cordon ombilical se présente au-devant de la tête sans être comprimé, ou qu'il fait plusieurs circonvolutions autour du col de l'enfant; lorsque les membranes sont trop dures ou trop lâches; lorsqu'il y a trop ou trop peu d'eau dans l'amnios.

7e. D. *Quelles sont les causes graves dépendantes de l'arrière-faix, qui peuvent rendre l'Accouchement laborieux ou contre nature, et qui exigent les secours d'un accoucheur ?*

R. C'est lorsque le placenta est adhérent par son centre à l'orifice de la matrice, ou que la tête comprime le cordon, l'enfant étant vivant.

8e. D. *Comment reconnoît-on que la femme est mal située pour l'Accouchement ?*

R. A l'enfoncement du bassin et à la position trop élevée de la poitrine.

9e. D. *Que faut-il faire pour remédier à la mauvaise situation de la femme en travail ?*

R. Il faut sur-tout abaisser la poitrine et relever beaucoup le bassin (1).

10e. D. *A quoi reconnoît-on qu'il y a des excrémens retenus dans l'intestin rectum ?*

R. En portant le doigt indicateur postérieurement dans le vagin, on trouve l'intestin rectum plein de matières fécales.

11e. D. *Comment peut-on faire évacuer les matières retenues dans le rectum ?*

---

(1) On a indiqué dans la 16me. instruction, 3me. demande, la position la plus convenable pour la fin du travail.

R. Ordinairement par le moyen de quelques lavemens émoliens ; mais si les matières étoient trop dures, on se serviroit d'une curette pour les extraire.

12e. D. *A quels signes peut-on reconnoître qu'il y a rétention d'urine, et qu'elle est produite par la pression que fait la tête du fœtus sur le col de la vessie ?*

R. A l'impossibilité d'uriner, quoique le besoin s'en fasse sentir ; à la tension, à la douleur et à la tumeur de la région hypogastrique, et lorsqu'en touchant intérieurement on sent que la tête du fœtus porte sur le col de la vessie.

13e. D. *Que faut-il faire lorsque la rétention d'urine est occasionnée par la pression de la tête du fœtus ?*

R. Introduire un ou plusieurs doigts dans le vagin, pour soulever la tête du fœtus, et faciliter ainsi la sortie des urines.

14e. D. *Quelles sont les causes du ralentissement ou de la cessation du travail après l'évacuation des eaux ?*

R. Ces causes peuvent dépendre de la foiblesse naturelle à la femme, ou de celle que lui procure un travail long et pénible.

15e. D. *Quels sont les moyens propres à rétablir les forces de la femme en travail ?*

R. Le repos sur le lit, de bons consommés et un peu de vin vieux.

16e. D. *Si l'Accouchement étoit retardé par l'inertie de la matrice, que faudroit-il faire ?*

R. Réveiller son action en agaçant l'orifice aux moyens de deux doigts qu'on y introduiroit et qu'on écarteroit comme pour le dilater.

17e. D. *A quoi reconnoît-on que le travail de l'Accouchement est retardé par la rigidité du col de la matrice ?*

R. Lorsque la femme éprouve de fortes douleurs sans que l'orifice se dilate, et qu'il reste au contraire dur et épais.

18e. D. *Comment peut-on vaincre la résistance de l'orifice de la matrice pendant le travail de l'Accouchement ?*

R.

R. Par la saignée du bras, les fumigations, les injections émolientes, les demi-bains et les lavemens.

19e. D. *Comment s'apperçoit-on que la sortie de l'enfant est retardée par la contraction de l'orifice de la matrice sur le col?*

R. On ne peut reconnoître cet accident très-rare, que lorsque la tête est déjà hors de la vulve : en portant le doigt pour aller dégager l'épaule, on sent une espèce de ceinture que forme l'orifice de la matrice, et qu'on distingue facilement de celle qui est formée par le cordon ombilical, lorsqu'il entoure le col de l'enfant.

20e. D. *Que doit-on faire pour éviter que la contraction de l'orifice de la matrice sur le col de l'enfant ne le fasse périr ou ne retarde sa sortie?*

R. Il faut dilater l'orifice de la matrice avec un ou plusieurs doigts et les porter jusqu'à l'épaule.

21e. D. *Comment reconnoît-on l'obliquité de la matrice au moment de l'Accouchement?*

R. En touchant intérieurement, on ne rencontre pas l'orifice vers l'axe du bassin.

22e. D. *Comment réduit-on les différentes obliquités de matrice?*

R. En faisant coucher la femme du côté où se porte l'orifice de la matrice; et si cette position ne suffit pas pour réduire l'obliquité, on introduit un ou deux doigts d'une main jusqu'à l'orifice de ce viscère pour le ramener doucement, pendant la douleur, vis-à-vis l'axe du petit bassin; et de l'autre main, on dirige le fond vers le nombril : les deux mains servent ainsi à fixer la matrice jusqu'à ce que la tête de l'enfant soit engagée dans le petit bassin.

23e. D. *A quoi reconnoît-on la descente de matrice dans le temps de l'Accouchement?*

R. On trouve plus ou moins au dehors de la vulve une espèce de globe formé par le col de la matrice, au milieu duquel on reconnoît aisément l'orifice de ce viscère.

24e. D. *Que doit-on faire lorsqu'on s'apperçoit d'une descente de matrice dans le temps du travail?*

R. Il faut faire garder le lit à la malade, et le siége étant élevé, soutenir la portion de la matrice qui est hors de la vulve, pour empêcher qu'elle ne descende plus bas : pour cet effet, on entourera le col de la matrice avec le pouce et le doigt indicateur de chaque main, jusqu'à ce que la dilatation de l'orifice étant suffisante, une aide puisse recevoir l'enfant (1).

25e. D. *A quels signes peut-on reconnoître la descente du vagin?*

R. Par un cercle plus ou moins épais, tantôt rouge et tantôt de couleur livide que forme la vulve.

26e. D. *Quels moyens faut-il employer pour aider la sortie de l'enfant lorsqu'il y a une descente de vagin?*

R. On fera constamment garder le lit à la malade, le bassin élevé ; et si la descente du vagin ne peut être attribuée à l'enclavement de la tête de l'enfant, on fera un cercle avec le pouce et le doigt indicateur de chaque main, et on soutiendra ainsi la vulve, jusqu'à ce que l'enfant soit sorti et reçu par un aide (2).

27e. D. *Comment peut-on reconnoître qu'il y a une pierre au col de la vessie?*

R. En introduisant le doigt dans le vagin et le portant le long de la symphise du pubis, on parvient quelquefois à toucher la pierre dans le col de la vessie ; dans ce cas, on aura recours à un chirurgien.

28e. D. *Quels sont les signes de l'étranglement d'une hernie?*

R. La douleur, l'inflammation, les envies de vomir, les vo-

(1) Si la descente de matrice subsistoit après la suite des couches, on feroit garder le lit avec la plus grande exactitude et le plus long-temps possible, pour éviter, si cela se peut, l'application du pessaire.

(2) Lorsque les lochies auront cessé de couler, on bassinera cette partie avec des lotions astringentes faites avec du gros vin rouge et des roses de Provins ; on fera aussi garder le lit plus long-temps que dans les couches ordinaires.

missemens, la fièvre, etc.; il faut, dans ce cas, avoir recours à un chirurgien (1).

29°. D. *Quelle est la cause qui peut exciter un saignement de nez considérable, ou un crachement de sang abondant pendant le travail ?*

R. Ce n'est qu'une cause éloignée qui donne lieu le plus souvent à ces accidens; la pression qu'exerce sur les gros vaisseaux du bas-ventre, la matrice distendue ou les efforts que fait la femme pour expulser le fœtus, qui fait refluer le sang vers les parties supérieures, et principalement vers la tête : on peut encore regarder comme produisant le même effet, la compression qu'exercent les vêtemens trop serrés.

30e. D. *Que doit faire une sage-femme lorsqu'il survient un saignement de nez considérable, ou un crachement de sang abondant pendant le travail?*

R. Avoir recours à un accoucheur, qui jugera si la saignée est convenable ou s'il faut faire l'Accouchement forcé.

31e. D. *Quelle est la cause de la perte de sang (2) apparente ou cachée, qui oblige le plus souvent à terminer promptement l'Accouchement ?*

R. Elle est constamment la suite du décollement du placenta, et peut avoir lieu dans tous les temps de la grossesse.

32e. D. *Qu'entend-on par perte de sang cachée ?*

R. On donne ce nom à la perte qui ne se manifeste pas en dehors (3).

---

(1) Si la hernie ne menaçoit pas d'étranglement, il suffiroit de faire rester la femme au lit, les genoux fléchis, et de fixer la tumeur avec la paume de la main pendant le temps de la douleur.

(2) On a indiqué dans le 24me cahier, toutes les causes des pertes de sang et les moyens les plus convenables pour y remédier.

(3) Dans ce cas, l'épanchement de sang se fait entre la matrice et le placenta, où il est retenu par la forte adhérence des bords de cette masse spongieuse, ou la contraction naturelle du col de la matrice, avant l'époque de la dilatation pour le travail de l'Accouchement.

33e. D. *Peut-il se former des épanchemens de sang dans l'amnios ?*

R. Oui, mais ils sont occasionnés par la rupture du cordon ombilical, et suivis de la mort de l'enfant.

34e. D. *Quels sont les symptômes de la perte de sang cachée ou interne ?*

R. Elle s'annonce par une douleur sourde et profonde, accompagnée d'un sentiment de pesanteur qui devient plus sensible à mesure que l'épanchement augmente; la matrice s'élève, et en peu de jours prend autant d'accroissement qu'elle en acquiert pendant deux à trois mois de grossesse; alors les douleurs de l'Accouchement ne tardent pas à se manifester.

35e. D. *Dans le cas de perte cachée, l'écoulement du sang étant retenu par la contraction du col de la matrice, qu'arrive-t-il lorsqu'il se dilate ?*

R. Les caillots de sang s'échappent, et le sang coule au dehors lorsque l'orifice de la matrice est suffisamment dilaté.

36e. D. *Lorsque l'épanchement de sang s'est fait dans les membranes après la rupture du cordon ombilical, en quel temps se manifeste son écoulement ?*

R. Après le déchirement des membranes, le sang s'écoule avec les eaux et les teint en rouge.

37e. D. *Que doit faire une sage-femme si elle apperçoit ou si elle présume une perte considérable pendant le travail de l'Accouchement ?*

R. Elle doit appeler un chirurgien pour le terminer.

38e. D. *Lorsqu'il y a une perte de sang considérable pendant le travail, et que le col de la matrice n'est pas assez dilaté pour permettre de faire d'Accouchement forcé, comment doit-on se conduire pour modérer la perte ou l'arrêter ?*

R. On doit imbiber de vinaigre des compresses qu'on appliquera sur le bas-ventre et sur les cuisses de la malade, renouveller souvent cette application, introduire un tampon dans le vagin, et même s'il est possible dans le col de la matrice; faire garder à la femme une position horizontale; lui prescrire le plus grand repos et le silence; entretenir la fraîcheur de l'air de sa chambre, et soutenir ses forces par des cuillerées de bons bouillons souvent réitérées; lui donner pour boisson de la limonade ou de l'oxycrat légèrement sucré.

39e. D. *Si on avoit employé sans succès tous les moyens propres à modérer ou à arrêter une perte de sang chez une femme en travail, si l'orifice de la matrice n'étoit pas suffisamment dilaté, si la femme couroit les risques de périr incessamment, quelles seroient les dernières ressources à mettre en usage?*

R. On exciteroit les contractions de la matrice par de continuelles frictions sur le bas-ventre; on agaceroit l'orifice de la matrice en y introduisant deux doigts; on déchireroit les membranes si les eaux n'étoient pas écoulées, et on essayeroit de dilater ſorcement l'orifice de la matrice pour terminer l'Accouchement.

40e. D. *Que doit faire une sage-femme lorsqu'il survient des syncopes ou de longs évanouissemens à une femme en travail?*

R. Tenir la malade couchée à plat, exposée à un courant d'air frais; lui frotter de vinaigre le nez, les tempes et les pommes des mains. S'il n'y a pas de perte apparente, ou si on n'en soupçonne pas, lui faire avaler quelques cuillerées de bon vin; si ces moyens ne produisent pas d'effets, il faut avoir recours à un accoucheur.

41e. D. *S'il n'y a point d'accoucheur à portée, que doit faire une sage-femme dans le cas d'une syncope considérable?*

R. Tenter de faire l'Accouchement forcé.

42e. D. *Qu'entend-on par convulsions?*

R. Ce sont des mouvemens irréguliers et involontaires des muscles, des yeux, de la machoire, du col, du tronc et des extrémités. Ils peuvent se manifester périodiquement, ou tout-à-coup dans tout le cours de la grossesse.

43e. D. *Que doit faire une sage-femme lorsqu'il survient des convulsions pendant le travail de l'Accouchement*?

R. Les moyens de calmer les convulsions sont aussi variés que leurs causes; ce n'est donc qu'un homme de l'art, instruit, qui puisse déterminer les secours à employer. En attendant ses conseils, on évitera de causer de l'irritation d'aucune manière.

44e. D. *Qu'entend-on par rupture de matrice*?

R. C'est un déchirement de la matrice dans quelques-uns de ses points, par lequel l'enfant peut passer en partie ou en totalité, ainsi que le placenta, hors de la matrice, et pénétrer dans la cavité du bas-ventre.

45e. D. *Quelles sont les causes qui peuvent donner lieu à la rupture de la matrice*?

R. Son action violente et quelquefois convulsive, différentes maladies de ce viscère, les vices du bassin, les manœuvres violentes dans un Accouchement contre nature, les chûtes sur le bas ventre, et les fortes pressions.

46e. D. *Quels sont les symptômes qui font craindre la rupture de matrice*?

R. Le bas-ventre fort élevé, tendu et douloureux; le vagin retiré en haut, l'orifice de la matrice très-élevé, les douleurs de l'Accouchement fortes, fréquentes, et néanmoins ne faisant point dilater l'orifice de la mat rice.

47e. D. *Quels sont les symptômes extérieurs qui indiquent le moment où se fait une rupture de matrice*?

R. La femme éprouve une vive douleur et jette un cri perçant; son visage pâlit; elle éprouve de fréquentes syncopes; son pouls s'affoiblit; la forme de son ventre change plus ou moins; il survient des sueurs froides, des mouvemens convulsifs, et la mort termine le plus souvent ses souffrances.

48e. D. *Quels sont les signes internes de la rupture de matrice*?

R. Lorsque la rupture de matrice a lieu avant celle des

membranes, la poche des eaux s'efface sur-le-champ et devient flasque; l'orifice de la matrice se resserre, à moins qu'il n'y ait une partie engagée; si l'enfant est passé en entier dans le bas-ventre, la matrice se contracte sur elle-même comme après l'Accouchement ordinaire, et on reconnoît aisément les membres de l'enfant, en passant la main sur l'abdomen.

49e. D. *Que doit faire une sage-femme lorsqu'il y a à craindre une rupture de matrice?*

R. Elle doit prescrire la saignée, les demi-bains, des fomentations émolientes sur le bas-ventre, et des injections mucilagineuses dans le vagin; mais comme ce cas est dangereux elle appellera un chirurgien. (1)

50e. D. *Si une femme reconnoît les signes certains de la rupture de la matrice, comment doit-elle se conduire?*

R. Elle doit avoir promptement recours à un homme éclairé, et s'il étoit éloigné, terminer en attendant l'Accouchement, s'il peut du moins l'être par les voies ordinaires.

51e. D. *Qu'entend-on par renversement de matrice?*

R. Le déplacement du fond de ce viscère qui se porte vers son orifice, ou qui le dépasse en descendant dans le vagin, *ou même hors la vulve*, ce qui fait qu'on distingue le renversement en incomplet et en complet. (2)

52e. D. *A quel signe reconnoît-on le renversement incomplet de la matrice?*

R. Le fond de la matrice semble sortir par son orifice; en passant la main sur le bas-ventre, on s'apperçoit que la matrice présente dans sa partie supérieure, une sorte de cavité plus ou moins grande, semblable au fond d'une bouteille.

53e. D. *A quoi reconnoît-on le renversement complet de la matrice?*

R. Le fond de la matrice dépasse son orifice et quelque-

---

(1) L'injection mucilagineuse se fait avec la décoction de graines de lin, de feuilles de mauves, ou de racine de guimauve.

(2) Cet accident ne peut avoir lieu qu'après la sortie de l'enfant.

fois celui du vagin ; il forme en dedans ou en dehors de ce canal un globe plus ou moins considérable, où l'on ne découvre point d'orifice ; en passant la main au-dessus des os pubis on ne sent plus la matrice.

54e. D. *Quels sont les accidens qui accompagnent le renversement de la matrice ?*

R. Ils sont presque toujours suivis de pertes de sang, de convulsions, de syncopes et de la mort, si l'on tarde à en faire la réduction.

55e. D. *Quelles sont les causes qui peuvent déterminer le renversement de matrice ?*

R. Son inertie en est la principale cause ; mais il peut encore avoir lieu, si l'on se presse de délivrer, en tirant avec force sur le cordon ombilical ; lorsque la femme est accouchée debout ou trop promptement ; lorsqu'on la fait pousser après que la tête et les épaules sont développées ; lorsque le cordon est naturellement trop court ou entortillé autour du col ou du corps de l'enfant, et qu'on ne prend pas les précautions nécessaires en pareil cas.

56. D. *Quels moyens doit-on employer pour remédier au renversement incomplet de la matrice ?*

R. Tenir la femme couchée sur le dos et la poitrine basse, le siége élevé, les cuisses fléchies et écartées ; introduire la main dans le vagin, et repousser doucement peu à peu, avec les doigts réunis, le globe que forme le fond de la matrice ; et lorsqu'il est relevé suffisamment, le soutenir jusqu'à ce que toutes les parties de la matrice se soient contractées également ; si la contraction tardoit trop, on agaceroit la cavité de ce viscère avec les doigts.

57e. D. *Comment doit-on s'y prendre pour remédier au renversement complet de la matrice ?*

R. Lorsqu'on aura donné la position convenable à la malade, on embrassera toute la tumeur avec le bout des doigts, en pressant légèrement d'avant en arrière et sur les côtés, le globe

globe qu'elle forme (1) ; on fera rentrer la première la partie du fond de la matrice la plus voisine de l'orifice du vagin, et toutes les autres rentreront successivement et de la même manière, si elles ne rencontrent point trop d'obstacles.

58e. D. *Dans le cas de renversement complet de la matrice, quelles sont les causes qui s'opposent à la réduction du fond de ce viscère ?*

R. La longueur du temps qui s'est écoulé depuis l'accident; l'endurcissement et l'inflammation de la tumeur qui en sont la suite ordinaire; la contraction forte de l'orifice du vagin et de celui de la matrice. Dans ce cas, les secours prompts d'un chirurgien sont indispensables, mais le plus souvent inutiles.

59e. D. *Si le placenta étoit adhérent au fond de la matrice renversée, faudroit-il l'extraire avant d'en faire la réduction ?*

R. Il faudroit rentrer le placenta avec la matrice, et attendre, pour délivrer, la contraction de ce viscère.

60e. D. *A quels signes peut-on reconnoître la grossesse extrà-utérine ?*

R. Il est presque impossible de reconnoître cette espèce de grossesse, avant l'époque où les mouvemens de l'enfant se font sentir. Le toucher est le seul moyen pour s'en assurer. Si la grossesse a lieu dans une des trompes ou dans un des ovaires, on reconnoît dès les premiers mois de la grossesse une tumeur ronde qui occupe un des côtés du bas-ventre et qui ne peut être déplacée, les mouvemens de l'enfant ne se font pas sentir dans le lieu ordinaire. Dans ces deux espèces de grossesse, ainsi que dans celle du bas-ventre, le corps de la matrice reste le plus souvent à peu près dans l'état naturel, même à une époque très-avancée; le col de ce viscère n'éprouve aucun changement, si ce n'est qu'il devient un peu plus gros dans certains cas, et il

(1) La pression faite de cette manière, diminuera le volume du globe de la matrice si elle est exercée également.

s'entrouvre un peu dans les efforts infructueux que la femme fait pour se délivrer de l'enfant (1).

61e. D. *Que doit faire une sage-femme lorsqu'elle a reconnu une grossesse extrà-utérine ?*

R. Comme ces sortes de grossesse ne peuvent se terminer par les voies ordinaires, elles doivent être entièrement confiées aux soins d'un accoucheur.

62e. D. *Comment reconnoît-on que la tête du fœtus est un peu trop grosse relativement au bassin ?*

R. En touchant intérieurement, on sent que la tête de l'enfant remplit entièrement la partie du bassin où elle est placée. La tête s'engage lentement, il se forme une tumeur au cuir chevelu.

63e. D. *Que faut-il faire lorsque la tête se présente à l'orifice de la matrice dans une bonne position, et que l'Accouchement n'est retardé que parce que la tête est un peu trop grosse relativement au bassin ?*

R. S'il ne survient pas d'accident, il faut attendre patiemment et laisser à la nature le temps de surmonter cet obstacle.

64e. D. *Si la tête se présente à l'orifice de la matrice dans une position défavorable, ou la prend en s'engageant dans le petit bassin, que faut-il faire ?*

R. Dans tous ces cas, agir de manière à ramener (2) la tête du fœtus à une position plus favorable.

65e. D. *Que doit-on faire lorsqu'une main ou un pied se présente à l'orifice de la matrice avec le sommet de la tête ?*

R. Si le bassin est grand, il est aisé de rentrer la main ou le pied dans la matrice, en les y repoussant avec un ou deux doigts.

66e. D. *S'il se présentoit avec la tête quelqu'autre partie d'un autre enfant, que devroit-on faire ?*

---

(1) Le plus souvent la femme continue d'être réglée.

(2) On a indiqué dans la treizième instruction, la manière de remédier aux moins favorables.

R. Écarter toutes les parties du second enfant qui s'opposeroient à ce que la tête du premier pût s'engager dans le petit bassin.

67e. D. *A quoi reconnoît-on que les épaules de l'enfant sont grosses relativement au bassin, ou qu'elles sont mal situées?*

R. Lorsque la tête est dégagée de la vulve, que la femme a des fortes douleurs sans que les épaules paroissent.

68e. D. *Comment doit-on s'y prendre pour terminer l'Accouchement, lorsqu'il est retardé par la grosseur des épaules de l'enfant, ou par leur mauvaise situation?*

R. Soutenir légèrement la tête de l'enfant avec une main, tandis que de l'autre on suit la partie latérale du col, jusqu'à ce qu'on soit parvenu à l'épaule située postérieurement; alors passant les doigts sous l'aisselle, en forme de crochet, on la dégage; ensuite, saisissant l'autre épaule vers les os pubis, on la fait développer en tirant doucement.

69e. D. *Qu'entend-on par l'enclavement de la tête du fœtus?*

R. C'est cet état dans lequel la tête de l'enfant est tellement serrée dans quelqu'un des points du bassin, qu'elle ne peut en être dégagée et changée de position par les seuls efforts de la nature.

70e. D. *Quelles sont les causes de l'enclavement?*

R. La mauvaise position de la tête dans le petit bassin; sa grosseur excessive ou son trop de solidité; l'étroitesse du bassin ou sa conformation vicieuse.

71e. D. *Quels sont les signes de l'enclavement?*

R. La tête est entièrement fixée et ne cède à aucun mouvement; le cuir chevelu est tuméfié; le col de la matrice forme un bourrelet plus ou moins épais autour de la tête; le vagin s'engorge; les parties externes de la génération se gonflent, se noircissent et deviennent très-sensibles au toucher.

72e. D. *Quels sont les accidens à craindre, pour la mère et pour l'enfant, lorsque la tête du fœtus est enclavée?*

R. Si l'on n'y remédie promptement, l'enfant meurt; et si

la mère ne périt pas de même, elle éprouve du moins les accidens les plus fâcheux.

73e. D. *Que doit faire une sage-femme lorsque la tête du fœtus est enclavée* ?

R. Avoir promptement recours à un accoucheur.

74e. D. *Quelle est la maladie qu'on nomme hydrocéphale*?

R. C'est un amas d'eaux plus ou moins considérable qui se forme dans l'intérieur du crâne; il y a aussi une espèce d'hydrocéphale qu'on nomme externe, dans lequel l'eau a son siége entre le cuir chevelu et les os du crâne.

75e. D. *A quels signes peut-on reconnoître l'hydrocéphale*?

R. On le reconnoît par le moyen du toucher, au grand volume de la tête et à l'écartement extraordinaire des sutures et des fontanelles; la tête alors plus mollasse se durcit, et s'avance dans le temps de la douleur comme le fait la poche des eaux.

76e. D. *Que doit faire une sage-femme lorsqu'elle s'est bien assurée que l'hydrocéphale de l'enfant est la cause qui retarde l'Accouchement ?*

R. Elle doit avoir recours à un accoucheur.

77e. D. *Qu'entend-on par hydropisie de poitrine et par celle du bas-ventre ?*

R. C'est un amas d'eau formé dans la poitrine ou dans le bas-ventre; l'hydropisie de poitrine est plus rare que celle du bas-ventre, et il est encore plus rare que celle-ci rende l'Accouchement impossible sans le secours de l'art.

78e. D. *Comment reconnoît-on l'hydropisie du bas-ventre, lorsque l'enfant a présenté la tête ?*

R. Lorsque la tête et les épaules sont dégagées de la vulve; que la femme a des fortes douleurs, sans que le corps puisse avancer, on peut présumer une hydropisie du bas-ventre; mais pour en être sûr, il faut porter la main sur le bas-ventre de l'enfant, et cela n'est pas facile.

79e. D. *Que doit faire une sage-femme dans le cas d'hydropisie du bas-ventre* ?

R. Avoir recours à un accoucheur.

80e. D. *A quoi distingue-t-on une tumeur sur quelques parties du corps de l'enfant?*

R. On ne peut s'en assurer qu'en portant la main dans la matrice.

81e. D. *Que doit faire une sage-femme, dans le cas où elle aura distingué une tumeur sur quelque partie du corps de l'enfant dans le sein de la mère?*

R. Si la tumeur est assez grosse pour s'opposer à la sortie de l'enfant, elle doit nécessairement avoir recours à un accoucheur.

82e. D. *A quels signes distingue-t-on, pendant le travail, que l'enfant est putréfié?*

R. En le touchant, l'épiderme reste attaché au doigt, ou l'enfant sort quelquefois par lambeaux.

83e. D. *Que doit faire une sage-femme dans le cas où l'enfant est putréfié dans la matrice?*

R. Dans ce cas, qui est très-rare, il sera prudent d'avoir recours à un accoucheur; mais si on ne pouvoit s'en procurer, on extrairoit l'enfant, avec l'attention de réunir ensuite toutes les parties qui se seroient séparées, pour s'assurer qu'il n'en est resté aucune dans la matrice.

84e. D. *Quels sont les causes du décollement lorsque la tête s'est présentée à l'orifice de la matrice?*

R. La mort de l'enfant arrivée depuis long-temps, et la violence exercée sur son col, après la sortie de la tête hors de la vulve, pour vaincre les obstacles qui s'opposoient au développement des épaules.

85e. D. *Que reste-t-il à faire lorsque le décollement a eu lieu, l'enfant s'étant présenté par la tête?*

R. Il faut développer les épaules et surmonter les obstacles qui s'opposent à leurs sortie.

86e. D. *Quelles sont les causes du décollement lorsqu'on fait l'Accouchement par les pieds?*

R. Le décollement peut avoir lieu lorsqu'on tire avec force et sans méthode sur le tronc de l'enfant, les grands diamètres de la tête étant appliqués sur les petits diamètres du bassin; lorsque la tête est naturrellement trop volumineuse, lorsqu'il y a hydrocéphale ou que l'enfant est putréfié.

87e. D. *Lorsque l'enfant a été décollé après s'être présenté par les pieds, les grands diamètres de la tête ne répondant pas aux grands diamètres du bassin, comment doit-on faire l'extraction de la tête?*

R. Il faut examiner la position de la tête, faire correspondre ses plus grands diamètres à ceux du bassin, en portant deux doigts d'une main dans la bouche, et deux de l'autre sur l'occiput : si quelques causes particulières dépendantes de la mère ou de l'enfant s'opposoient à ce qu'on pût avoir la tête par ce moyen, on appeleroit un accoucheur.

88e. D. *Qu'entend-on par monstruosité d'un fœtus?*

R. C'est l'état d'un enfant qui a plus ou moins de parties qu'il n'en doit avoir, ou qui en a quelques-unes de forme extraordinaire; on donne aussi le nom de monstruosité, à la réunion de deux enfans par quelques parties de leurs corps.

89e. D. *Que doit faire une sage-femme, lorsqu'elle reconnoît par le moyen du toucher, qu'il y a quelque monstruosité?*

R. Si la monstruosité est de nature à empêcher l'enfant de venir seul ou par le secours de la main, on doit appeler un accoucheur.

90e. D. *A quoi reconnoît-on l'adhérence d'un des bords du placenta sur l'orifice de la matrice?*

R. La perte de sang qui s'annonce, même quelquefois vers la fin de la grossesse, a toujours lieu plus ou moins abondamment dans le travail de l'Accouchement; en touchant intérieurement, on trouve une portion de la partie spongieuse du placenta, et en même temps quelque partie des membranes si elles ne sont pas déchirées, ou quelques parties de l'enfant si elles le sont.

91e. D. *Que doit-on faire lorsque le placenta n'est attaché que par un de ses bords à l'orifice de la matrice?*

R. Il faut faire garder le lit à la femme, déchirer les membranes; et si la perte est légère et si l'enfant se présente bien, abandonner l'Accouchement à la nature.

92e. D. *Lorsque le cordon ombilical se présente au-devant de la tête du fœtus, que doit-on examiner?*

R. Si l'enfant est vivant, si le petit bassin a assez d'étendue, et si le cordon n'est point comprimé.

93e. *Que faut-il faire lorsque le cordon ombilical n'est point comprimé en se présentant au-devant de la tête du fœtus, ou lorsque l'enfant est mort?*

R. Dans ces deux cas, on abandonne l'Accouchement à la nature; mais dans le premier, dès que l'anse du cordon aura dépassé l'orifice de la matrice et celui du vagin, on aura soin de la rentrer et de la placer dans une des parties latérales du vagin, sans le presser.

94e. D. *Que faut-il faire lorsqu'on trouve le cordon ombilical comprimé entre la tête de l'enfant et le détroit supérieur du petit bassin?*

R. Essayer d'abord de repousser avec précaution le cordon au-dessus de la tête de l'enfant. Si l'on ne peut réussir, il faut terminer promptement l'Accouchement par les pieds; si la tête est engagée dans l'excavation du petit bassin, ou aura recours à un accoucheur pour terminer l'Accouchement avec le forceps.

95e. D. *Pourquoi faut-il se hâter de terminer l'Accouchement, lorsque le cordon ombilical est comprimé dans quelque point du petit bassin?*

R. La pression qu'éprouve le cordon ombilical, en affoiblit les pulsations en s'opposant au libre cours du sang. Si cette cause continue long-temps, les battemens du cordon cessent entièrement et l'enfant meurt.

96e. D. *Que doit-on faire lorsque le cordon ombilical fait plusieurs circonvolutions autour du col de l'enfant?*

R. L'on ne peut bien s'appercevoir que le cordon est autour du col, que lorsque la tête est dégagée de la vulve; alors on examine de quel côté part l'attache du cordon, pour ramener de ce côté la face de l'enfant, que l'on tiendra toujours rapprochée de la vulve, et l'on achève de dégager le reste du corps en lui faisant décrire un demi-cercle ; ensuite on développera promptement le cordon, en tournant l'enfant de l'autre côté ; si l'on s'apperçoit qu'il serre trop fortement le col et qu'il est trop court, on le coupe le plutôt possible avant de terminer l'Accouchement.

97e. D. *Comment reconnoît-on que les membranes sont trop dures, et que c'est là la cause qui retarde l'Accouchement?*

R. Dans ce cas, l'orifice de la matrice étant entièrement dilaté, et la femme ayant de fortes douleurs, les membranes forment la *boule* dans le vagin et ne se déchirent pas d'elles-mêmes.

98e. D. *Que doit-on faire lorsque l'Accouchement est retardé par la trop grande dureté des membranes?*

R. Les déchirer afin de faire écouler les eaux et de faciliter la sortie de l'enfant.

99e. D. *Comment doit-on s'y prendre dans le travail de l'Accouchement pour déchirer les membranes?*

R. Dans le temps de la douleur, on amincit les membranes en les raclant avec l'ongle dans la partie la plus basse ; on les pince dans l'intervalle des douleurs ; on les déchire sans les tirer.

100e. D. *Si les membranes étoient trop dures pour être déchirées avec l'ongle, quel autre moyen pourroit-on employer?*

R. On se serviroit d'un cure-dent ; et si les membranes étoient assez dures pour exiger l'emploi d'un instrument, on se serviroit d'une paire de cizeaux, faute d'un trois-quarts, qu'on dirigeroit avec précaution.

101e. D. *Qu'arrive-t-il quand les membranes sont d'un tissu trop lâche?*

R. L'Accouchement prématuré, si elles se déchirent avant la fin de la grossesse ; ou un Accouchement très-douloureux, yeux, si leur déchirement a lieu au commencement du travail.

102e. D. *A quoi connoît-on qu'il y a trop d'eau dans les membranes, et que c'est cette cause qui retarde l'Accouchement ?*

R. Au grand volume du ventre de la femme; à la foiblesse des douleurs; lorsqu'en touchant intérieurement on soulève l'enfant avec facilité dans la matrice, et qu'il se présente successivement plusieurs parties à son orifice.

103e. D. *Que doit-on faire lorsque c'est la trop grande quantité d'eau renfermée dans les membranes qui retarde l'Accouchement ?*

R. Si la tête se présente à l'orifice de la matrice, il faut déchirer les membranes pour l'y fixer en procurant l'évacuation des eaux.

104e. D. *Quoique la trop grande quantité d'eau contenue dans les membranes retarde quelquefois l'Accouchement, ne peut-elle pas l'avancer dans quelques circonstances ?*

R. La trop grande quantité d'eau peut occasionner une fausse-couche ou un Accouchement prématuré.

105e. D. *Quel effet la trop petite quantité d'eau contenue dans l'amnios produit-elle, tant pendant la grossesse que pendant l'Accouchement ?*

R. Elle rend en général la grossesse et l'Accouchement plus pénibles; mais le travail ne s'en termine pas moins promptement.

106e. D. *A quoi reconnoît-on que le placenta est attaché par son centre à l'orifice de la matrice, et quels sont les symptômes qui l'indiquent avant le travail ?*

R. Dès le sixième ou septième mois de la grossesse, la femme éprouve des pertes qui paroissent et s'arrêtent alternativement; et soit que le travail ait lieu à ces époques ou au neuvième mois, il s'annonce par la perte de sang qui augmente à mesure que l'orifice de la matrice se dilate; en touchant intérieurement, on trouve l'orifice de la matrice bouché par la partie spongieuse du placenta.

107e. D. *Pourquoi, lorsque le placenta adhère par son centre à l'orifice de la matrice, la perte de sang se manifeste-t-elle dès le sixième ou le septième mois de la grossesse? Pourquoi le travail s'annonce-t-il par la perte? Pourquoi la perte augmente-t-elle à mesure que l'orifice de la matrice se dilate?*

R. Il y a des pertes dès le sixième mois de la grossesse, parce que le col de la matrice commence alors à s'étendre, et parce que l'adhérence du placenta se détruit dans quelques-uns de ses points; et lors de l'Accouchement, l'orifice de la matrice ne pouvant se dilater sans que le placenta se décolle encore davantage, la perte en devient d'autant plus considérable.

108e. D. *Que doit-on faire lorsque le placenta est adhérent par son centre à l'orifice de la matrice?*

R. Il faut tenir la femme au lit; si la perte est considérable, appliquer sur le ventre et les cuisses des linges imbibés de vinaigre, tamponner le vagin et l'orifice de la matrice; prescrire quelques potions astringentes (1) et recourir à un accoucheur. Si l'on ne pouvoit pas en avoir, on décolleroit un des bords du placenta; on déchireroit les membranes; on s'assureroit de la partie que l'enfant présente; et quand bien même se seroit la tête, on la repousseroit pour terminer l'Accouchement par les pieds.

---

(1) La potion astringente sera composée d'eau distillée de rose et de plantain de chacune deux onces, et d'une once de sirop de limon.

VINGT-UNIÈME INSTRUCTION.

Du but qu'on se propose en terminant les Accouchemens contre nature ; des précautions à prendre avant de les terminer ; et de l'opération césarienne.

1re. Demande. *Quel est le but qu'on doit se proposer en terminant les Accouchemens contre nature ?*

Réponse. Celui de préserver la mère et l'enfant d'une mort certaine ; car lorsque l'enfant est dans une mauvaise position, il ne peut être expulsé par les seules forces de la nature ; et quelque bonne que soit sa position, il arrive quelquefois des accidens tels qu'il y auroit de l'imprudence à ne pas employer les ressources de l'art pour faciliter sa sortie.

2e. D. *Quelles sont les différentes précautions que l'on doit prendre avant de terminer les Accouchemens contre nature ?*

R. Il en est de relatives à la mère, et d'autres relatives à la sage-femme.

3e. D. *Quelles sont, relativement à la mère, les précautions que l'on doit prendre avant de terminer l'Accouchement contre nature ?*

R. Lorsque l'on sera assuré de la mauvaise position de l'enfant, par le moyen du toucher, on préviendra la mère avec beaucoup de ménagement, qu'il sera nécessaire de l'accoucher dès que le moment favorable sera venu ; et si les accidens étoient de nature à faire craindre pour ses jours, on en instruiroit les parens pour qu'ils l'engageassent à mettre ordre à ses affaires.

4e. D. *Quelles sont les précautions qu'on doit prendre avant de terminer un Accouchement contre nature ?*

R. Lorsqu'on reconnoît que l'orifice de la matrice est assez dilaté pour permettre l'introduction de la main, on doit d'abord donner à la femme la position qui convient le mieux ;

humecter ensuite le dessus de la main, l'introduire avec précaution dans le vagin, déchirer les membranes, s'assurer au juste de la position de l'enfant, se fixer par là sur la main dont on doit se servir pour manœuvrer ; alors on terminera l'Accouchement, en suivant la méthode la plus convenable et en usant d'autant de ménagement et de douceur qu'il sera possible, tant envers la mère qu'envers l'enfant.

5e. D. *Quelle position doit-on donner à la femme en travail, pour terminer un Accouchement contre nature ?*

R. Il faut la faire coucher aux pieds ou sur le bord du lit, et sur le dos, le plus horizontalement possible, le siège bien élevé, les cuisses et les jambes fléchies, et le cuisses médiocrement écartées ; les pieds appuyés sur deux chaises, où des aides les fixeront en soulevant les genoux ; un autre aide retiendra les épaules pour empêcher la malade de reculer : la femme dans cette position, sera couverte d'un drap ou d'une couverture.

6e. D. *De quelle manière doit-on introduire la main dans le vagin et dans la matrice, lorsqu'il est temps de terminer l'Accouchement contre nature ?*

R. On doit d'abord insinuer les doigts les uns après les autres, ou tous réunis si le passage le permet, en serrant le pouce dans le creux de la main, et profiter du temps de la douleur pour introduire insensiblement la main dans le vagin ; il faut au contraire ne l'introduire dans la matrice que dans l'intervalle des douleurs, en supination ou demi-supination, ou en pronation ; l'autre main sera portée méthodiquement sur le bas-ventre, de manière que la paume serve d'arc-boutant à la tête de l'enfant (1).

7e. D. *Faut-il manœuvrer dans le temps de la contraction de la matrice ?*

R. Il faut attendre pour manœuvrer que la contraction

(1) Dans la supination, l'arcade du pubis correspond à la paume de la main; au bord radical de l'indicateur dans la demi-supination, et au dos de la main dans la pronation.

soit passée, à moins que les pieds de l'enfant ne soient hors de la vulve.

8e. D. *Pourquoi ne doit-on pas travailler à terminer un Accouchement contre nature, pendant les contractions de la matrice?*

R. Parce que les mouvemens de la main, en irritant la matrice, augmenteroient ses contractions, qui étant long-temps continuées, pourroient déterminer l'inflammation et la rupture de ce viscère.

9e. D. *Qu'est-ce que l'opération césarienne?*

R. Une incision faite aux muscles du bas-ventre et à la matrice pour en extraire l'enfant.

10e. D. *Quels sont les cas qui exigent l'opération césarienne?*

R. Les vices considérables du bassin; certaines maladies des parties molles; un enfant monstrueux par son volume ou sa conformation; la mort de la femme enceinte.

11e. D. *Dans les grossesses extra-utérines, ne faut-il pas faire l'opération césarienne pour obtenir la sortie de l'enfant?*

R. L'enfant n'étant pas contenu dans la matrice, il ne faut qu'inciser les muscles du bas-ventre pour l'extraire; on doit faire la même opération lorsqu'il a passé dans le bas-ventre par une rupture de matrice.

12e. D. *Dans quels cas une sage-femme doit-elle faire l'opération césarienne?*

R. Lorsque la mort de la femme est certaine, l'enfant étant renfermé dans son sein, et lorsqu'on ne peut se procurer un chirurgien assez promptement.

13e. D. *Quel motif se propose-t-on en faisant l'opération césarienne à une femme morte dans l'état de grossesse?*

R. De sauver l'enfant.

14e. D. *Quelle attention doit-on avoir avant de faire l'opération césarienne à une femme morte?*

R. Il faut toucher intérieurement la femme; et si l'enfant se présente à l'orifice de la matrice, et peut sortir avec facilité par les voies ordinaires, il faut terminer l'Accouchement comme si la femme étoit vivante : après avoir coupé le cordon on se dispense d'extraire l'arrière-faix.

15e. D. *De quelle manière faut-il faire l'opération césarienne à une femme enceinte qui vient de mourir?*

R. Si on ne peut se procurer d'autre instrument qu'un couteau bien tranchant ou un rasoir, on s'en servira pour faire sur la ligne blanche une ouverture qui commencera au nombril et se terminera à un pouce du pubis. Deux aides fixeront les parties latérales et supérieures du ventre; le péritoine ouvert, on appercevra la matrice, et on l'ouvrira depuis son fond jusques à son col avec beaucoup de précaution, pour ne pas blesser l'enfant; si l'on trouve les membranes ou le placenta, il faut les ouvrir, plonger la main dans la cavité de la matrice pour avoir les pieds de l'enfant, l'extraire de la manière la plus convenable; enfin, on coupera le cordon ombilical.

VINGT-DEUXIÈME INSTRUCTION.

Des signes qui annoncent pendant l'Accouchement, si l'enfant est vivant ou mort; de ceux de la grossesse des jumeaux; des différentes maladies auxquelles les femmes grosses sont sujettes; des remèdes à employer dans quelques circonstances, et du regime des femmes grosses.

1re. Demande. *A QUELS signes peut-on connoître pendant l'Accouchement si l'enfant est vivant? (1)*

Réponse. En touchant intérieurement. Si l'enfant présente la tête on la trouve ronde et ferme, et quand l'Accouchement est long, il s'y forme une tumeur qui augmente peu à

(1) On a indiqué dans la quatorzième instruction, onzième demande, les signes qui font connoître pendant la grossesse si l'enfant est vivant.

peu ; lorsque l'ombilic ou le bas-ventre se présente, la pulsation des artères du cordon ombilical donne la certitude de la vie de l'enfant. Lorsque c'est quelques-unes des extrémités, il n'y a pas ordinairement de signes certains de vie ou de mort (1); au reste, il arrive quelquefois que l'enfant meurt en sortant du sein de la mère, quoiqu'il ait donné des signes de vie.

2e. D. *A quels signes peut-on reconnoître pendant le travail de l'Accouchement, si l'enfant est mort depuis longtemps ? (2)*

R. S'il présente la tête, on la trouve allongée, mollasse; les os qui la composent sont chevauchés les uns sur les autres ; s'il y a une tumeur au cuir chevelu, elle s'élargit et s'affaisse ; si l'on touche le cordon, on le trouve plat et sans mouvement; si on touche toute autre partie de l'enfant, l'épiderme reste quelquefois attaché aux doigts; la sortie du méconium dans toute autre position que celle des fesses, est aussi un signe de mort. Mais après la sortie de l'enfant, on ne peut décider irrévocablement qu'il est mort, qu'après avoir tenté inutilement les moyens de le rappeller à la vie, parce qu'on pourroit s'être trompé dans son premier jugement.

3e. D. *A quoi peut-on reconnoître, pendant la grossesse, si la femme est enceinte de jumeaux?*

R. Au grand volume du ventre relativement à l'époque de la grossesse; à deux tumeurs distinctes qu'il forme vers les derniers mois; aux mouvemens que la femme dit sentir en plusieurs endroits à la fois; aux dérangemens qu'elle éprouve et qui sont plus marqués que dans les grossesses simples ; à l'enflure générale qui survient quelquefois. Malgré ces signes apparens, il est arrivé que des femmes qui les éprouvoient ne sont accouchées que d'un seul enfant, et que d'autres sont accouchées de deux, quoiqu'elles n'eussent le ventre que

(1) Excepté qu'il n'y ait des mouvemens sensibles de ces parties.

(2) On a indiqué dans la quatorzième instruction, quatorzième demande, les signes qui font connoître pendant la grossesse si l'enfant est mort.

d'un volume ordinaire, et qu'elles ne présentassent point les autres signes que nous venons d'énumérer.

4e. D. *Quels sont les signes qui annoncent, pendant l'Accouchement, que la matrice contient des jumeaux ?*

R. Lorsqu'en touchant intérieurement, on trouve deux têtes à l'entrée du petit bassin, ou deux pieds du même côté; lorsque le ventre étant très-volumineux, il ne se sera écoulé qu'une très-petite quantité d'eau, et que l'enfant né le premier sera très-petit; on devient plus certain de l'existence d'un second enfant, lorsqu'après la sortie du premier le ventre continue d'être volumineux et dur, et qu'en touchant intérieurement on trouve de nouvelles membranes, ou quelques parties d'un enfant à l'orifice de la matrice.

5e. D. *S'il y a plusieurs enfans dans la matrice, faut-il différer un ou deux jours la sortie du second, et dans le cas contraire, quelles précautions doit-on prendre ?*

R. Il faut procurer la sortie de tous les enfans contenus dans la matrice le plutôt possible. Si le second ou le troisième, etc. se présente dans une bonne position, on déchirera les membranes et on abandonnera l'Accouchement à la nature. On aura seulement l'attention de rapprocher les côtes du ventre, à mesure que la matrice expulsera les enfans.

6e. D. *Comment a-t-il pu naître de nouveaux enfans deux ou trois mois après un Accouchement à terme ?*

R. Cela ne peut avoir eu lieu que dans le cas très-rare de superfétation; mais il faut pour cela, que lamatrice soit double ou qu'elle ait deux cavités.

7e. D. *Quelles sont les maladies auxquelles les femmes grosses sont sujettes ?*

R. Le manque d'appétit, les dégoûts, les douleurs et ardeur d'estomac, les crachemens, les nausées, les vomissemens, le gonflement et les douleurs des mamelles et du mamellon, la chaleur de la paume des mains, la constipation, les coliques, la diarhée, l'incontinence d'urine, les douleurs de tête, de dents, d'oreilles, les étourdissemens, l'assoupissement,

soupissement, l'insomnie, les vapeurs, les convulsions, la difficulté de respirer, la toux, la palpitation du cœur, le crachement du sang, le saignement du nez, les pertes de sang, les douleurs des reins, des aînes, les hémorroïdes, les varices, le gonflement des grandes lèvres, leur inflammation, l'enflure des cuisses, des jambes et des pieds, la mobilité du petit bassin (1), le relâchement du vagin, les différens déplacemens de la matrice, la fausse couche.

8e. D. *Dans quelle circonstance de la grossesse faut-il tenir les femmes à un régime rafraîchissant ?*

R. Lorsqu'elles sont constipées, qu'elles éprouvent de la chaleur, des insomnies, de la soif, et une simple sécheresse de la langue ; qu'elles sont affectées de vapeurs et d'une sorte d'irritation générale.

9e. D. *Quels sont les cas qui exigent la saignée chez les femmes grosses ?*

R. Lorsqu'il y a des fortes douleurs de tête, de dents, d'oreilles, des étourdissemens, des éblouissemens, des insomnies trop longues, ou un assoupissement continuel, avec un pouls dur, plein, élevé ; lorsqu'elles éprouvent des douleurs vives dans les reins, la poitrine et le bas-ventre ; lorsqu'elles ont de la difficulté à respirer, de fréquentes palpitations de cœur, des crachemens de sang, des saignemens de nez, ou autre évacuation sanguine, qui paroît dépendre de ce qu'elles sont dans un état de pléthore.

10e. D. *Quels sont les cas où l'application des sangsues doit être préférée à la saignée ?*

R. Lorsqu'il y a inflammation aux parties de la génération, des hémorroïdes très-douloureuses, des varices enflammées. Les sangsues appliquées aux parties de la génération, à l'anus ou à la vulve, soulagent sûrement et promptement.

11e. D. *Quelles sont les maladies de la grossesse qui exigent le secours d'un homme de l'art ?*

---

(1) Elle provient du relâchement des symphises, et donne à la femme une démarche claudicante.

Q

R. Toutes les fois qu'une femme grosse a la fièvre, des convulsions, une perte de sang, et tous les cas qui demandent des opérations chirurgicales.

12e. D. *Quels sont les cas qui exigent la purgation chez les femmes grosses ?*

R. En général, lorsque la femme enceinte a les yeux chargés, la bouche mauvaise, la langue couverte d'un limon blanchâtre ou jaunâtre ; lorsqu'elle a des coliques ou la diarrhée, et que par le régime seul, on ne peut la délivrer de ces incommodités.

13e. D. *Quelles sont les purgations qui conviennent aux femmes grosses ?*

R. Il faut choisir de préférence les purgatifs doux (1), ceux qui sont violens pourroient déterminer l'avortement ou un Accouchement prématuré; la diette seule et l'exercice modéré, dispensent le plus souvent des purgatifs.

14e. D. *Quels sont les moyens propres à rafraîchir les femmes enceintes ?*

R. Les lavemens d'eau de mauves, l'usage de l'eau de poulet ou de veau, le petit-lait, la crême de riz, l'orgeat, les potions calmantes, un régime léger, le végétal par préférence.

15e. D. *De quelles précautions doit-on user lorsqu'on fait saigner une femme grosse ?*

R. On la fera saigner au bras, le matin dans le lit, et on ne lui tirera qu'une petite quantité de sang à la fois, de crainte de déterminer une fausse couche ou trop d'affoiblissement.

16e. D. *N'est-il pas des époques de la grossesse qui exigent plus particulièrement la saignée et d'autres qui s'y opposent ?*

R. La saignée ne peut être employée sans danger, que

(1) Tel que la casse, la manne, les follicules de séné, ou le séné mondé infusé à froid, le sirop de chicorée composé, le sel de Glober, celui de Saignette, la rhubarbe, la magnésie, etca.

lorsqu'elle est évidemment nécessaire, et alors on ne doit avoir égard à aucune époque de la grossesse.

17e. D. *Quelles précautions doit-on prendre pour l'application des sangsues ?*

R. On aura l'attention de n'en appliquer que trois ou quatre à la fois, pour éviter une trop grande effusion de sang.

18e. D. *Quel est le régime qui convient le mieux aux femmes enceintes ?*

R. Les femmes enceintes, qui n'éprouvent point d'incommodités, se tiendront à leur régime ordinaire : celles qui en éprouvent, doivent être traitées suivant les circonstances ; mais elles doivent toutes avoir attention de ne pas se serrer dans leurs vêtemens, d'éviter les exercices trop pénibles et les vives affections de l'ame ; elles doivent s'abstenir de marcher pieds nuds, de demeurer assises sur le gason et de s'y endormir, et craindre en général toute incommodité propre à les refroidir et à supprimer leur transpiration.

VINGT-TROISIÈME INSTRUCTION.

De la fausse grossesse qui a rapport à la conception et de celle qui n'en a pas ; de la mole ; de ses espèces ; de la fausse couche.

1re. Demande. Q*U'ENTEND-ON ordinairement par fausse grossesse ?*

Réponse. La fausse grossesse est la suite d'une conception dont le produit est dégénéré et changé de nature dès les premiers temps : ce produit se désigne sous le nom de mole ou de faux germe. Il y a une autre espèce de fausse grossesse qui n'a point de rapport à la conception.

2e. D. *Quelle est l'espèce de grossesse qui n'a point de rapport à la conception ?*

R. C'est celle qui est formée par l'eau, et qu'on nomme hydropisie de matrice; celle qui est dûe à l'air, à laquelle on a donné le nom de tympanite, et celle qui provient d'un amas de sang, de matières glaireuses, ou d'une excroissance polypeuse.

3e. D. *En combien d'espèces divise-t-on la mole et quels noms leur donne-t-on ?*

R. En deux espèces; l'une que l'on appèle charnue, et l'autre vesiculaire.

4e. D. *De quelle nature est la mole qu'on nomme charnue ?*

R. Elle est à peu près de la même nature que le placenta.

5e. D. *Quelle est la figure de la mole vesiculaire ?*

R. Elle ressemble à une grappe de raisin, et les tubercules qui en simulent les graines sont remplis d'eau. Cette mole s'appèle encore hydatide.

6e. D. *Le volume de la mole est-il toujours le même ?*

R. Non, il est des moles qui acquièrent un volume très-considérable et d'autres restent petites.

7e. D. *La mole hydatide est-elle expulsée de la matrice avec la même facilité que la charnue ?*

R. Non, la mole hydatide sort par parcelles, et la charnue en entier.

8e. D. *La mole charnue tient-elle fortement à la matrice ?*

R. Cette espèce de mole se détache au moindre effort; aussi la femme éprouve-t-elle souvent des pertes irrégulières, jusqu'à la sortie de ce corps étranger.

9e. D. *Que remarque-t-on dans la mole hydatide après sa sortie ?*

R. On y observe une cavité qui contient plus ou moins d'eau, quelquefois aussi on n'en trouve point du tout, parce qu'elle s'est écoulée avant l'expulsion de la mole.

10e. D. *La sortie d'une mole est-elle précédée de perte ?*

R. Une perte médiocre précède toujours la sortie d'une mole, tantôt de très-peu de jours et tantôt de plus long-temps.

11e. D. *Quelle est la durée de la fausse grossesse qui a rapport à la conception?*

R. Il n'y en a point de fixe, la matrice expulse plutôt ou plus tard les substances qui constituent la fausse grossesse ; mais il arrive le plus souvent, que c'est au troisième ou quatrième mois; on a cependant vu des moles séjourner jusques à sept mois dans la matrice.

12e. D. *La fausse grossesse qui a rapport à la conception, a-t-elle des indices particuliers qui la fassent distinguer de la vraie?*

R. Dans le commencement de la vraie et de la fausse grossesse, les symptômes sont tellement les mêmes, qu'il est très-difficile de les distinguer avant le cinquième mois. Cependant il en est quelques-uns qui semblent donner des indices ; on aura lieu de soupçonner la fausse grossesse, si le ventre prend un accroissement très-prompt dans les premiers mois, si le nombril reste enfoncé, et si la femme éprouve un sentiment de pesanteur et de gêne vers le col de la matrice; mais on ne peut rien décider qu'après avoir touché intérieurement, moyen qui ne peut être employé avec fruit dans les premiers temps de la conception.

13e. D. *A quel terme de la grossesse peut-on toucher avec quelque avantage, pour connoître si la grossesse est vraie ou fausse?*

R. Lorsque le volume du ventre est assez considérable pour faire soupçonner une grossesse de quatre à cinq mois, on fait ensorte d'exciter le mouvement de ballottement (1) ; l'absence de ce mouvement caractèrise la fausse grossesse,

---

(1) Ce mouvement se fait sentir en portant intérieurement deux doigts au col de la matrice, en appliquant l'autre main à plat au-dessous de l'ombilic ; alors on agite le col de la matrice avec les deux doigts : si la grossesse est vraie, on sent un corps s'élever vers le fonds de la matrice, et en pressant du plat de la main, placée extérieurement, on sent ce corps se porter sur le col. On doit se rappeler que l'embryon est contenu dans l'eau, qui est, en proportion, en plus grande quantité dans le commencement de la grossesse.

sur-tout lorsqu'on est assuré que la matrice n'est affectée d'aucune maladie.

14e. D. *A quels signes reconnoît-on l'hydropisie de matrice?*

R. Au poids que la femme dit ressentir dans la matrice, et à une fluctation plus ou moins profonde qu'on reconnoît à travers ses parois.

15e. D. *Que doit faire une sage-femme lorsqu'elle soupçonne une hydropisie de matrice?*

R. Elle doit appeler un chirurgien.

16e. D. *Quels sont les signes qui font reconnoître la tympanite de la matrice?*

R. Le volume, la légèreté de ce viscère, et les rots utérins.

17e. D. *Que doit faire une sage-femme dans le cas de tympanite de matrice?*

R. Elle doit appeler un chirurgien.

18e. D. *Y a-t-il un signe qui fasse reconnoître d'une manière certaine que l'une des deux espèces de fausse grossesse a lieu?*

R. Oui, c'est lorsqu'au terme où la femme ressent ordinairement les mouvemens de l'enfant d'une manière évidente, elle n'en éprouve aucun, et que d'ailleurs on est assuré par l'augmentation graduelle du ventre que l'enfant n'est pas mort.

19e. D. *La nature se sert-elle d'un mécanisme particulier, pour l'expulsion des substances qui constituent la fausse grossesse?*

R. Le mécanisme qu'elle emploie dans ces cas, est, à peu de chose près, le même qui a lieu dans l'Accouchement naturel.

20e. D. *Doit-on toujours abandonner l'expulsion de la mole aux soins de la nature?*

R. Oui, quand la perte est médiocre; mais on doit extraire ce corps lorsque l'hémorragie est considérable, et lorsque la dilatation de l'orifice de la matrice le permet, de la même manière que l'on fait l'extraction du placenta.

21e. D. *Qu'est-ce que l'avortement ou fausse couche ?*

R. On donnē le nom de fausse couche ou d'avortement, à l'expulsion du fœtus avant l'époque à laquelle il peut vivre, c'est-à-dire avant le terme de sept mois.

22e. D. *Quelles sont les causes de la fausse couche ?*

R. Elles sont en grand nombre ; elles peuvent venir de la mère, du fœtus, ou de l'arrière-faix.

23e. D. *Quelles sont les causes dépendantes de la mère, qui peuvent déterminer la fausse couche ?*

R. Ce sont différentes maladies, la trop grande quantité de sang, l'abstinence, la toux, les convulsions, la roideur des fibres de la matrice, leur foiblesse, quelques tumeurs qui empêchent son développement, les vives passions de l'ame, les coups, les chûtes, les exercices violens, l'usage des vêtemens trop étroits, etca.

24e. D. *Quelles sont les causes relatives au fœtus, qui peuvent déterminer la fausse couche ?*

R. Différentes maladies du fœtus ou sa mort.

25e. D. *Quelles sont les causes relatives à l'arrière-faix, qui peuvent déterminer la fausse couche ?*

R. Les affections morbifiques du placenta, son adhérence trop foiblē à la matrice, et son attache au col ou sur l'orifice de ce viscère.

26e. D. *Quels sont les moyens propres à empêcher la fausse couche ?*

R. Il faut employer différens moyens, suivant la nature des causes qui peuvent la faire craindre. En général, on doit pratiquer la saignée dans le cas de pléthore, donner des calmans dans les cas d'irritations, prescrire le repos et une bonne nourriture dans le cas de foiblesse, etca.

27e. D. *Quels sont les symptômes qui précèdent la fausse couche ?*

R. La perte de sang ou médiocre ou considérable, accompagnée de douleurs dans les reins, dans la matrice, et un sentiment de pesanteur dans le bas-ventre.

28e. D. *La fausse couche est-elle fâcheuse pour la mère ?*

R. Elle se fait par le même mécanisme que l'Accouchement ; mais ses suites sont plus ou moins fâcheuses, suivant la cause qui l'a excitée.

29e. D. *La fausse couche est-elle dangereuse pour l'enfant?*

R. Parmi les enfans qui naissent avant le septième mois de grossesse, le plus grand nombre meurt avant d'être sorti de la matrice, et la plupart des autres ne tardent pas à mourir après leur naissance.

30e. D. *De quelle manière doit-on se conduire dans le cas de fausse couche ?*

R. On doit abandonner à la nature l'expulsion du fœtus et du placenta, toutes les fois qu'il n'y a pas d'accident particulier. On évitera de fatiguer la femme par le toucher trop fréquent, et sur-tout d'ouvrir la poche des eaux lorsque la fausse couche aura lieu dans le deuxième ou troisième mois de la grossesse.

31e. D. *Pourquoi ne doit-on pas ouvrir la poche des eaux, dans le cas de fausse couche, à la première époque de la grossesse ?*

R. Pour ne pas retarder l'expulsion du fœtus en affoiblissant l'action de la matrice. Le fœtus sort plus promptement, et le travail est plus facile lorsque les eaux subsistent, parce que la matrice conserve alors toute son énergie, et ne cesse d'agir que lorsqu'elle a expulsé tout le produit de la conception.

32e. D. *Quelle est la forme apparente de l'embryon, lorsqu'il sort renfermé dans ses membranes ?*

R. L'embryon ne paroît pas du tout ; on n'apperçoit qu'une espèce de boule formée par le chorion et la partie spongieuse du placenta.

33e. D. *Quelle précaution doit-on prendre lorsque le fœtus sort enveloppé de ses membranes ?*

R.

R. Il faut ouvrir tout de suite les membranes, pour que la respiration du fœtus puisse s'établir. (1)

34e. D. *Le fœtus peut-il toujours venir sans le secours de l'art, dans le cas de fausse couche?*

R. Si elle se fait à un terme avancé de la grossesse, il faut prendre garde aux accidens qui peuvent avoir lieu, et à la situation du fœtus, qui peut être telle, après le sixième mois, qu'il ne puisse sortir sans le secours de l'art; dans ces cas, on se conduira comme dans l'Accouchement à terme.

35e. D. *Quel doit être le régime de la femme après la fausse couche?*

R. A peu près le même que celui qui convient après un Accouchement à terme; il dépend aussi des circonstances qui l'auront précédé.

VINGT-QUATRIÈME INSTRUCTION.

Des pertes de sang qui surviennent aux femmes pendant la grossesse, avant ou après l'Accouchement; et des moyens propres à y remédier.

1re. Demande. Qu'est-ce *que la perte de sang?*

Réponse. Un écoulement plus ou moins abondant qui se manifeste par l'orifice de la matrice et celui du vagin, ou qui se concentre dans la cavité de la matrice sans paroître au dehors.

2e. D. *A quelle époque les pertes de sang peuvent-elles avoir lieu?*

R. En tout temps, tant avant que pendant la grossesse et après l'Accouchement.

---

(1) Si l'enfant est à terme, ces espèces d'Accouchemens s'appellent Accouchemens en peloton; il faut également déchirer de suite les membranes.

3e. D. *Quelles sont les causes principales de la perte de sang dans le cours de la grossesse?*

R. L'adhérence superficielle ou inégale du placenta à la matrice; son attache vers l'orifice de ce viscère, et la trop grande briéveté du cordon.

4e. D. *Comment doit-on se conduire lorsqu'il y a une perte de sang dans le cours de la grossesse.*

R. Si la femme est très-sanguine, il faut la saigner, lui prescrire le repos, la diète, et lui donner des boissons légèrement acides; si la perte étoit abondante, on appliqueroit sur le bas-ventre des compresses trempées dans le vinaigre; et dans le cas où l'orifice de la matrice ne seroit pas assez dilaté pour permettre l'extraction des corps qu'elle renferme, on introduiroit un tampon.

5e. D. *Quels moyens doit-on employer lorsque la perte de sang a lieu pendant le travail de l'Accouchement, et qu'elle menace les jours de la mère et de l'enfant?*

R. Il faut employer tous les moyens connus (1) pour diminuer ou arrêter la perte; et si la dilatation est suffisante pour permettre l'introduction de la main, on terminera l'Accouchement avec les précautions usitées en pareilles circonstances.

6e. D. *Quelles précautions faut-il prendre en terminant les Accouchemens par les pieds, dans le cas de perte de sang abondante?*

R. Lorsqu'on a amené les pieds de l'enfant au dehors des parties externes de la génération, et que les fesses sont parvenues à la vulve, ordinairement la perte cesse; il est prudent, dans ce cas, d'attendre que la matrice se contracte et chasse l'enfant, et de ne faire que seconder la nature en aidant sa sortie.

7e. D. *Si la matrice tarde trop à se contracter, et si la femme est trop foible, que doit-on faire?*

---

(1) Ces moyens sont indiqués à la 4me. demande de cette instruction.

R. On ne doit pas perdre un instant pour terminer l'Accouchement, et employer les moyens propres à arrêter la perte qui, devenant plus grande par la foiblesse de l'organe, peut causer la mort de la malade.

8e. D. *Quelles sont les causes des pertes de sang après la sortie de l'enfant?*

R. Elles peuvent dépendre du décollement total ou partiel du placenta, ou du séjour d'une portion de ce corps dans la matrice; des déchiremens faits à différentes parties de ce viscère; de son inertie totale ou partielle; de la présence d'une mole ou d'un caillot de sang; de la dépression et du renversement de la matrice.

9e. D. *A quels signes reconnoît-on que la perte de sang est dûe au décollement total du placenta?*

R. En tirant sur le cordon ombilical, on sent que le placenta ne fait aucune résistance; ou s'il en fait, on le trouve sur le col de la matrice ou dans le vagin.

10e. D. *Que doit-on faire quand la perte de sang est occasionnée par le décollement total du placenta, et par son séjour dans la matrice?*

R. On doit l'extraire avec précaution.

11e. D. *A quoi reconnoît-on que la perte de sang dépend de l'adhérence partielle du placenta à la matrice?*

R. On sent de la résistance en tirant sur le cordon ombilical; on ne trouve point le placenta sur le col de la matrice; et en introduisant la main dans ce viscère, on distingue facilement la partie décollée de celle qui est encore adhérente.

12e. D. *Que doit-on faire lorsque la perte de sang vient de l'adhérence partielle du placenta?*

R. Il faut extraire le placenta avec précaution, si l'on peut le faire sans danger pour la femme, ou bien attendre un moment plus favorable et introduire un tampon.

13e. D. *A quoi reconnoît-on que la perte de sang est occasionnée par une portion du placenta restée dans la matrice?*

R. En examinant avec attention toutes les parties du placenta qui ont été extraites, on s'apperçoit qu'il en manque quelqu'une : ou bien, si l'on ne peut faire cet examen, on introduit la main dans la matrice, et on y trouve une portion du placenta.

14e. D. *Que doit-on faire lorsque la perte de sang est occasionnée par une portion du placenta restée dans la matrice?*

R. On fera ensorte de l'extraire; mais dans le cas où cela seroit impossible, et où la perte seroit très-considérable, on tamponneroit.

15e. D. *Comment reconnoît-on que la perte de sang est dûe au déchirement des membranes internes de la matrice?*

R. On s'en assure, en introduisant la main dans la matrice, par les lambeaux qu'on y observe, et qu'on ne peut toucher sans faire éprouver une douleur aiguë à la femme.

16e. D. *Que faut-il faire pour arrêter la perte qui dépend du déchirement des tuniques internes de la matrice?*

R. Rapprocher les lambeaux de la partie déchirée, et appliquer sur la plaie des morceaux de linge imbibés de vinaigre, en attendant le secours d'un homme de l'art.

17e. D. *A quoi reconnoît-on que la perte de sang provient de l'inertie totale de la matrice?*

R. Cette perte se manifeste pour l'ordinaire d'abord après l'Accouchement; en passant la main sur le bas-ventre, on ne sent point la tumeur dure que doit former la matrice quand elle s'est contractée; la femme a des défaillances et des syncopes; son sang coule à grands flots, et cette perte peut la faire périr en très-peu de temps.

18e. D. *Quels moyens doit-on employer pour arrêter les pertes qui surviennent d'abord après l'Accouchement, et qui ont pour cause l'inertie totale de la matrice?*

R. Il faut tenir la femme couchée convenablement (1); lui défendre de parler et de faire aucun mouvement; agacer avec le doigt l'orifice et le fond de la matrice; introduire

(1) La femme doit être dans une position horisontale, et exposée à un courant d'air frais, comme dans tous les cas de pertes.

dans sa cavité un morceau de linge fin à peu près de la grandeur d'un mouchoir et imbibé de vinaigre ; faire des injections avec le vinaigre dans la matrice, et arroser hardiment la femme d'eau très-froide.

19e. D. *A quoi reconnoît-on que la perte de sang dépend de l'inertie partielle de la matrice ?*

R. La matrice est alors contractée dans quelqu'une de ses parties, et la perte n'est ni aussi subite, ni aussi abondante que lorsque l'inertie est totale.

20e. D. *Lorsque la perte de sang est dûe à l'inertie partielle de la matrice, que faut-il faire ?*

R. Introduire la main dans la matrice, pour faire contracter la partie qui est dans l'inertie, et employer tous les moyens usités en pareil cas (1).

21e. D. *Que doit-on donner à une femme qui a une perte dûe à l'inertie totale ou partielle de la matrice, pour soutenir ses forces ?*

R. Quelques cuillerées de vin vieux avec de bon bouillon, peu à peu et à l'aide d'un biberon, si elle est trop foible.

22e. D. *Peut-on employer des cordiaux, tels que le café, l'eau-de-vie, l'eau des Carmes, pour relever les forces d'une femme qui a une perte de sang ?*

R. Il faut bannir absolument l'usage de toutes les boissons fortes, spiritueuses, qui ne feroient qu'augmenter la perte, ou la rappeler si elle avoit cessé.

23e. D. *Quels sont les signes propres à faire craindre d'avance qu'après l'Accouchement, l'inertie de la matrice donne lieu à une perte de sang ?*

R. Lorsque la femme est d'une constitution délicate; qu'elle a le ventre très-gros ; qu'elle accouche après deux ou trois douleurs, ou à la suite d'un travail très-lent ; lorsqu'en touchant on trouve l'orifice de la matrice flasque, ou qu'il se dilate avec trop de facilité.

---

(1) Ils sont indiqués à la dix-huitième demande de cette instruction.

24e. D. *Quels moyens doit-on employer pour empêcher que la matrice ne tombe dans l'inertie après l'Accouchement, lorsqu'on a quelque indice pour craindre cet accident?*

R. Il faut employer tous les moyens propres à rendre l'Accouchement lent; déchirer les membranes dès que le travail a fait quelque progrès; et lorsque la tête est hors de la vulve, engager la femme à modérer ses efforts, afin de retarder la sortie des épaules; ensuite rapprocher les côtés de son ventre avec une serviette à mesure que l'enfant sort, et donner à la femme quelques cuillerées de bon vin pour augmenter l'action de la matrice (1).

25e. D. *A quoi reconnoît-on qu'une perte considérable qui continue après la sortie de l'enfant et du délivre, est dûe à la présence d'une mole?*

R. En introduisant la main dans la matrice, on y distingue la mole, soit charnue, soit vésiculaire.

26e. D. *Lorsque la perte de sang est occasionnée par la présence d'une mole dans la matrice, que faut-il faire?*

R. L'extraire si l'on peut y parvenir sans violence; et dans le cas contraire, appliquer le tampon.

27e. D. *Comment reconnoît-on que la perte de sang dépend d'un caillot contenu dans la matrice?*

R. Dans ce cas, la matrice est dans une inertie partielle; elle tombe dans l'affaissement, se prête à l'abord du sang dont une partie se grumelle, et acquiert quelquefois un volume très-considérable; la femme éprouve une pesanteur très-incommode vers le bas des reins, des foiblesses et des suffocations.

28e. D. *Que faut-il faire lorsque la perte de sang est occasionnée par un caillot contenu dans la matrice?*

R. Le plus souvent il faut l'extraire par parcelles.

---

(1) Il faut mettre de suite des linges trempés dans le vinaigre sur la région hypogastrique.

29e. D. *N'y a-t-il pas des circonstances où il faut éviter d'extraire les caillots de sang contenus dans la matrice ?*

R. Oui ; lorsque la matrice étant dans une inertie totale, et la femme d'une foiblesse extrême, le sang continue de couler, il faut alors appliquer le tampon.

30e. D. *Comment reconnoît-on qu'une perte de sang qui vient à la suite de l'Accouchement, est dûe à la dépression ou au renversement de la matrice ?*

R. Lorsqu'on a sous les yeux les signes qui caractérisent ces deux accidens (1).

31e. D. *Que faut-il faire lorsque la perte de sang qui suit l'Accouchement, est occasionnée par la dépression ou le renversement de la matrice ?*

R. Il faut se servir des moyens propres à remédier à ces accidens (2).

32e. D. *Quels sont les symptômes qui indiquent une perte interne après l'Accouchement ?*

R. La perte interne peut avoir lieu après que la matrice a pris son ressort ; elle se déclare une heure ou deux après l'Accouchement, et quelquefois plus tard ; le sang ne coule point hors de la vulve, ou il n'en sort que fort peu ; le ventre devient gros et mollasse ; la femme se plaint d'un poids sur le rectum ; le pouls s'affoiblit ; la femme pâlit et perd connoissance si on tarde à la secourir.

33e. D. *Quelles sont les causes de la perte de sang interne après l'Accouchement ?*

R. La contraction subite du col de la matrice, ou la présence de quelques caillots sur son orifice qui empêche la sortie du sang, le fait séjourner dans la matrice et la dilate.

34e. D. *Que doit-on faire dans le cas de perte interne après l'Accouchement ?*

(1) Voyez la vingtième instruction, cinquante-unième demande.

(2) On a indiqué ces moyens dans la vingtième instruction, cinquante-troisième demande.

R. Il faut vuider la matrice avec précaution ; et si elle ne reprend pas son ressort, introduire un tampon jusques dans sa cavité.

35e. D. *Dans le cas de perte interne, faut-il toujours vuider sur-le-champ la matrice* ?

R. Si la femme est extrêmement affoiblie; si la matrice est remplie de caillots, on se contente d'appliquer des linges imbibés de vinaigre, tant sur le bas-ventre que dans le vagin, afin de donner du ressort à la matrice : on fait ensorte d'extraire peu à peu les caillots à mesure qu'on s'apperçoit que la matrice reprend son ressort.

36e. D. *Dans les différentes applications que l'on fait du tampon, faut-il le laisser séjourner long-temps* ?

R. Cela dépend des circonstances; on est obligé quelquefois de l'ôter quand la femme veut uriner et de le replacer ensuite ; quelquefois aussi il sort de lui-même ; il n'y a ordinairement nul inconvénient à le laisser (1).

(1) Cependant, s'il ne sortoit pas de lui-même après douze heures de séjour, il faudroit l'ôter, sauf à en replacer un autre si les accidens reparoissoient.

www.ingramcontent.com/pod-product-compliance
Ingram Content Group UK Ltd.
Pitfield, Milton Keynes, MK11 3LW, UK
UKHW021050260726
13994UKWH00002B/502

9 782329 358338